知っておきたい「うつ」の真実

信田広晶
SHINODA HIROAKI

幻冬舎
MC

はじめに

職場のＩＴ化で進む人間疎外、格差や貧困の問題、コロナ禍でますます加速する社会変容。この激動の時代の中で、うつ病はもはや特別な病気とは言えなくなりました。２０１９年に厚生労働省が発表した「平成29（２０１７）年患者調査の概況」によれば、うつ病などの気分障害で治療を受けている患者の数は１２７万人に上るとされています。

うつ病が身近な病気になったことで、うつ病に関する情報は以前と較べて格段に得やすくなりました。誰でもインターネットを使えば、いつでもどこでも、当事者の闘病記録から医師による詳細な解説までさまざまな情報を収集できるようになったのです。

しかしながら、ウェブサイトに掲載されている情報のすべてが正しいとは言えません。私たち医師の目からみれば医学的根拠のない情報、誤解を招きかねない情報が多々あります。また、たとえそれが正しい情報であっても、その人の病状に当てはまるとは限らないので、自分勝手な解釈には注意が必要です。

問題は、インターネット上に溢れる情報に振り回されて右往左往しているうちに、対処が遅れ、病状の悪化や長期化につながるケースが後を絶たないことです。特にうつ病の場合、長期化して病状をこじらせると、突然自ら命を絶ってしまうという危険さえ孕んでいます。

私は25年間、精神科医療に携わり、うつ病に悩む多くの患者さんと接してきました。その多くは、長く闘病生活を送り再発を繰り返している患者さんたちです。ではなぜ、彼らは再発を繰り返してきたのでしょうか。うつ病治療の現状を知るうえで重要な問題です。医者の忠告を聞き入れないからとか、抗うつ薬治療に問題があるとか、いろいろ原因は考えられます。しかし私が彼らの話に耳を傾けて思うのは、彼らがいかに間違った情報に翻弄され続けてきたかということです。

「うつ病は入院するほどの病気ではない」とか、「カウンセリングを受ければうつ病は治る」とか、「薬に頼らずに治療したほうが体への負担が少なくて良い」等々、誤った情報を信じ続け、結局は重症化させている人が大半なのです。

一般的に考えて、3カ月以上治療を受けているのに、何の改善もみられずつらい思いをしている場合は、本人の病状に合わない治療や見当はずれの治療を受けている可能性があります。

うつ病という、言葉では言い尽くせないほどの苦痛から解放されるためには、まず正しい知識を身につけ、情報に振り回されず、自分を信じて判断する力を養うことが必要なのです。

そこで本書では、巷に溢れる、幾多のうつ病情報の何が間違いなのかを明らかにするとともに、治療法は一つではなく、個々のケースによってさまざまなアプローチがあることを解説していきます。

一人ひとりの顔や性格が違うように、人にはそれぞれ個性があります。10人の患者さんがいれば、それぞれの患者さんに合った10通りの治療法があるのは当然のことです。そのことを知らず、自分の症状を医学的根拠のない情報に無理やり当てはめようとするから、余計に苦しくなるのです。

うつ病治療のゴールは、単に症状が改善したとか、社会復帰を果たしたということだけで終われるものではありません。患者さん一人ひとりが「自分らしく、幸せを感じながら生きていける」ことこそが本当のゴールであり、そうなって初めてうつ病を克服したと言えるのではないでしょうか。

本書が、患者さんや家族の皆さんにとって、自分に合った最適な治療法を見つけ出すきっかけとなり、うつ病から抜け出す一助となれば幸いです。

知っておきたい「うつ」の真実　目次

はじめに　3

［序　章］「情報」に翻弄されて、再発・長期化してしまう「うつ病」患者たち

特別な病気から身近な病気になったうつ病　12
誰もが簡単に病気の知識を得られるようになっている　15
世の中に出回る情報が患者をさらに混乱させる　17
人が人らしく生きられない世の中になってきた　21
心の病を治すためには正しい情報を得ることが必要　25
年齢・性別・職業によってうつ病の傾向は違う　28

［第1章］【診断】うつ病と診断されても慌てない

一人の医師だけで正しい見立てをするのは困難
うつ病の初期は症状が体に現れる？　34

うつ病に精通した医師でさえも、うつ病かどうかを正確に診断するのは難しい　40
一人の医師の判断でうつ病と決めつけるのは早計、セカンドオピニオンも積極活用　45
新型うつ病を侮ってはいけない？　48
いい加減な人でもうつ病になる　53

［第2章］【治療】いたずらに病気を長引かせない

3カ月の外来治療で治るかどうかが、うつ病治療の一つの目安
うつ病治療は外来治療が原則？　58
うつ病は入院して治療したほうが予後は良い　61
外来での治療は薬が中心になりがち　66
3カ月以上通院しても良くならない場合は入院したほうが良い　70
医師も患者も回復を評価する基準を持つことが大切　74

［第3章］【薬】薬依存・副作用の恐怖におびえないために知っておきたい
抗うつ薬と抗不安薬の真実

薬は必要だが絶対に必要なわけではない　80
侮ってはいけないプラシーボ効果　88
副作用を知れば薬は怖くない　92
こじれたうつ病は漢方薬だけでは治せない　97
抗うつ薬と抗不安薬は似て非なる薬　100
依存性のある薬でも内科や外科などでは普通に処方されている　103

［第4章］【カウンセリング】肩書きだけで判断しない
心理療法は自分に合ったものを選ぶ

カウンセリングは「相談」とは違う　108
カウンセリングで悩みが１００％解決するわけではない　110
自分の思いを伝えるにはカウンセラーとの相性も大事　114
心理療法は薬を使わないから安全とは限らない　120

認知行動療法は必ず効果が出るというものではない　123
うつ病治療成功のカギはスピリットへの働きかけにある！　127
自他尊重を目指すアサーショントレーニングはとても重要！　131
再発を防ぐには自分に適したセルフケアを持つこと　135

［第5章］【習慣】良い生活習慣を身につけることがうつ回復への近道となる

心を前向きにしようと予定を詰め込み過ぎるのは逆効果　140
笑う習慣をつけると本当に幸せになれる　142
サプリメントやトクホに頼らず通常の食事を楽しんで　145
「睡眠は8時間取らなければ不眠症」は嘘　150
朝シャンがうつ病の回復を後押しする！　156
スマホ、ヘッドホン……生活の中で欠かせない機器との正しい付き合い方　158
生活習慣病の人はうつ病になりやすい　163
糖質を制限し過ぎると脳に悪影響が及ぶ　165

［終章］　うつ病の克服には、自分と向き合うことが必要

あなたにとっての理想の医師とは　170
うつ病にはオーダーメイドの治療が必要　174
自分を信じれば自然治癒力も高まっていく　176
コロナ禍が教えてくれた自分との向き合い方　181
自分が幸せになることを決意する　184
ストレスケア病棟「なごみ」　186

おわりに　190

［序章］

「情報」に翻弄されて、再発・長期化してしまう「うつ病」患者たち

特別な病気から身近な病気になったうつ病

誰でも、嫌なことや悲しいことがあれば、気持ちが落ち込んだり、やる気がなくなったりするものです。しかし、ひとたびうつ病にかかると、気分の変化は、日常で感じる一時的な気分の落ち込みなどとは全く異なるものとなります。言葉では言い表せないほどつらくて沈んだ気分になり、物事に対して興味や喜びが感じられない日々が続きます。仕事や日常生活に支障をきたすほど気分が落ち込んでしまうのが「うつ病」なのです。

うつ病が一般に認識されるようになったのは、ここ20年くらいのことです。それ以前は、精神疾患に対する誤解や偏見が非常に強く、世間からは「自分とは無縁の特別な病気」と受け取られていました。こうした状況が精神科受診のハードルを高くし、家族の中の誰かがうつ病を発症しても、世間体を気にして隠していることが多かったようです。そのため、うつ病そのものが取り沙汰されること自体、ほとんどあり得ないことだったのです。

ところが、今はどうでしょう。精神疾患で医療機関にかかる患者さんは年々増加し続けています。平成23年には、患者数が多いことで重点的に国が対策に取り組む疾患とされる、がん・脳卒中・急性心筋梗塞・糖尿病の「4大疾病」に新たに精神疾患が加わり、

「5大疾病」となったほどです。

その精神疾患の中でも特に増加傾向にあるのがうつ病で、今や、15人に1人の人が一生のうちに一度はうつ病を発症すると言われており、うつ病は誰でもかかり得る身近な病気となっているのです。

ではなぜうつ病の患者さんがこんなにも増えてしまったのでしょうか。

一つには、医療機関や製薬会社、メディアなどの啓蒙活動により、うつ病に対する理解が一般の人たちに広まったことが考えられます。うつ病に関する情報が浸透したことで偏見が少なくなり、精神科への敷居もだいぶ低くなりました。その結果、「自分もうつ病かもしれない」と、気軽に医療機関を受診する人が増えてきたのです。

また、後の章で詳述しますが、操作的診断基準（DSM-5）の導入により、うつ病の診断基準が拡大されたことも要因になっていると思われます。これにより、以前は他の病気と診断されていた患者さんが、うつ病と診断されるケースが増えたのです。

しかし、ここでちょっと考えてみてください。社会への啓蒙や診断基準の変更だけで患者さんがそこまで増えるものでしょうか。問題はもっと別のところにあるはずです。私は現代社会の変革によって生じた私たち自身のコミュニケーションの在り方の急激な変化、すなわちネット社会の到来にこそ、問題の本質が潜んでいると考えております。

現代人のストレスは、昔のように仕事がハードで疲れが溜まっているとか、職場の人間関係がギクシャクして悩んでいるというような、人為的なものだけではありません。IT化やマルチメディア化によってもたらされたコミュニケーションそのものの変化に、「人間としての私たち」がついていけないところにストレスの根源があると思われます。それは言い方を変えれば「コンピューターがもたらした新たなストレス」と言えるものです。

いずれにせよ、コンピューターの登場により私たちのコミュニケーションそのものが変わってしまったのです。そこから、私たちの職場環境や人間関係の変化などさまざまな問題が生じ、複合的なストレスとなっているのが現代人のストレスの本質だと思います。

こうした複合的なストレスを抱えたまま、現代人は生活していますので、うつ病の発症リスクが高まり、実際に発症している人も増加しているのです。今や、うつ病は特別な病気ではなく、誰でもかかり得る身近な病気となってしまったのです。

また、要因が複雑化したことで、うつ病の症状自体も複雑になってきています。そのため症状が出ても初期の頃はうつ病かどうかがわかりづらく、早期発見が遅れることも珍しくありません。気づいたときには重症化していたり、慢性化していたりするなど、病状を悪化させているケースが多いのも現代人のうつ病の特徴なのです。

誰もが簡単に病気の知識を得られるようになっている

昔は、情報収集の手段と言うと書籍が主流でした。情報を得たいときは、図書館を回って調べたりする必要があり、自分が求めている情報を得るのに一苦労だったと思います。ですから情報は大変貴重で、いかに最新の情報を集めてたくさん持っているかが、特に研究やビジネスの世界では優位に立つ条件でもありました。

そんな時代ですから一般の人が自分の病気について知識を得るには、もっぱら書籍に頼るしか方法がなかったのです。しかし、書籍に書かれている情報には限界があり、また一般の人が読んで理解できるような書籍もあまり出回っていませんでした。

しかも書籍は、そのほとんどが出版から日数を経たものであり、最新の情報とは言い難いところもあります。たまたまタイミングが合えば新聞やテレビ、ラジオから最新の情報が得られることもあったでしょうが、そういう機会は滅多にあるものではありません。

それが、情報化社会の到来となり、私たちを取り巻く環境は一変しました。インターネット技術が進歩したおかげで、誰もが簡単に得たい情報を入手することができ、また誰もが簡単に情報を発信することができる便利な世の中となったのです。

さらに、日本国内にとどまらず世界中と情報が瞬時につながりますから、最新情報はもちろんのこと、レアな情報を探しだすことも可能となりました。

インターネットの良いところは、なんと言っても夜中であろうと早朝であろうと、24時間いつでもどこでも、自分の欲しいときに欲しい情報がすぐに得られるということです。欲しい情報のキーワードを打ち込んで検索すれば、それに関連した内容が数万件も出てきます。たとえ満足のいく情報が得られなくても、求めている内容を書き込めば、誰かの目に留まって回答を示してくれたりもします。

うつ病に関しても、どういう病気で、どのような症状が現れるのか、治療にはどんな方法があり、効果があるのはどれで、効果のないのはどれか、薬の種類から効き目まで、至れり尽くせりのラインナップです。中には医療関係者が発信元であるものもあり、信頼性の高い情報を得ることができます。

また、患者さん自身が情報の発信元であることも少なくありません。自らの体験を赤裸々に綴ったブログなどもあり、それを読むことで具体的な生の情報に触れることができますし、さらに患者さん自身が病気をどのように克服したのかという説得力のある話によって、勇気づけられたり、励まされたりして前向きになれることもあるのです。

こうしてインターネットで得た知識を上手に活用すれば、自分に合った治療法を見つけられるかもしれません。文明の利器も賢く使えば、うつ病から抜け出すための便利なツールへと変身するのです。

実際に、インターネットが普及したことで、うつ病に対する理解が一般に広く行き渡り、偏見が少なくなったことで、患者さんも医療機関を受診しやすくなりました。インターネットがうつ病治療に貢献しているのは確かなことです。

しかしその一方で、インターネットから溢れる情報は、何が真実で、何が自分にとって本当に有用なのかの判断を困難にもしています。数多《あまた》の情報を見れば見るほど迷いが生じ、情報の洪水の中で患者さんが右往左往した結果、間違った情報に飛びつき迷走してしまうケースが増えてきているのです。

世の中に出回る情報が患者をさらに混乱させる

何事にもメリットがあれば、デメリットもあるものですが、インターネット最大のデメリットは「情報の信頼性」に欠けるということではないでしょうか。実際のネット上には、正しい情報ばかりではなく、間違った情報や誇張した情報、古い情報、営利目的の情報などが混在して溢れかえっています。インターネット利用の際は、情報の信ぴょう性には是非留意したいものです。

一方、書籍の場合、たとえ著者が好きなように原稿を書いたとしても、出版までの間には編集者や校正者、校閲者など第三者の目を通して内容が吟味されますので、出典が明らかな情報しか掲載できません。また何より、書籍では著者の名前が公になるので、本の内容に責任が生じ、情報の提供にも慎重にならざるを得ないということになります。それで正当性や客観性がある程度は保たれるというわけです。

これに対してインターネットの場合、第三者の目というフィルターを通すことなく、それぞれが思うまま、勝手気ままに情報を発信していることが多々あります。その中には、悪意に満ちた情報や発信者が誰かすらもわからないものが多く、ネットの世界は情報の無法地帯となっています。

また、ネット上で、多数の人が同じ情報を発信していたとしても、その情報が正しいとは言えないところもあります。一人の発信者が何気なく書いた間違った情報を他の人が読んで鵜呑みにし、それをコピー&ペーストして周囲に発信することで、間違った情報が拡散してしまうケースが実は非常に多いのです。

うつ病に関しても、ネット検索すると、「抗うつ薬は体に毒だから服用しないほうが良い」ということを謳ったサイトが相当数ヒットしてきます。医者からは、薬を服用する必要があると言われているのに、患者さんは無責任なネット情報に翻弄され、「どちらが正しいの？」と混乱するばかりです。

ここで問題なのは、素性もわからない発信者の情報を鵜呑みにして、薬を飲めば症状が改善するような場合でも、「薬は毒だというから飲みたくない」などと頑なに拒絶する患者さんがいて、インターネットの情報が医師たちの治療の妨げになっていることです。

別の見方をすると、情報の受け取り手は多くの場合、専門知識のない素人の方ですので、情報が多ければ多いほど、どれを信じていいかわからず、混乱しやすいということがあります。例えば、「うつ病は脳内物質のセロトニンが不足して発症する病気なので、セロトニンの材料となるトリプトファンを多く含むバナナなどの食品を摂れば良い」ということが書き込まれたサイトがありました。なかなか説得力のある内容で、実際にそれを信じた患者さんが毎日10本以上のバナナを食べて、糖尿病になってしまったというような事例もあります。結局、その患者さんは糖尿病という病気が一つ増えたことでますます落ち込むようになり、うつ病をさらに悪化させてしまったのです。

また、別のケースとして、運動すればうつ病が良くなるという情報を信じ、毎日3万歩以上頑張って歩いていた患者さんが、膝を悪くして人工関節になったという事例もありました。

ここでは、極端な例を挙げましたが、うつ病には薬物療法も、食事療法も、運動療法も有効であることが知られています。ですから先の2例の患者さんを混乱させた情報も一概に間違いとは言い切れません。要は程度やバランスの問題であり、その方法が患者さんに合っているかどうかということなのだと思います。

誰もが簡単にインターネットで病気の知識を得られるのは素晴らしいことです。しかしどんなに有益な情報であっても、それが自分に適しているとは限りません。もし自分に適していなければ、症状も当然改善しませんので、その情報は「自分にとっては誤り」ということになります。そうとは知らずに誤った努力を続けていくと、症状をかえって悪化させる場合があるということも知っておいて欲しいものです。

この他、ネットでよく目にする紛らわしい情報として「うつ病は治らない」とか「一生の付き合いとなる病気だから焦らず、うまくコントロールしていけばいい」といった内容のものがあります。多くのうつ病を扱ったサイトで普通に見られる情報ですので、うつ病の常識のように考えられがちですが、これこそ大間違いの非常識で、うつ病が、医学的に「治る病気」であるということは意外と知られていません。

それでは、なぜうつ病は治らない病気と考えられているのでしょうか。自分に合った適切な治療を受けていないとか、医師の指導をきちんと実践していない患者さんが多いからなのでしょうか。そういうことももちろんあると思います。ですが、私はここでもインターネットの問題について言及せざるを得ません。実際、医療機関を受診せず、インターネットの情報だけを鵜呑みにして自己流の方法で改善しようとしている患者さんは想像以上に多いのです。これこそネット社会の弊害と言えるのではないのでしょうか。

インターネットを取り巻く情報の洪水は、私たちの判断力を鈍らせるばかりか、誤った情報を飛び交わせることでさらなる混乱を招いています。このことにより、うつ病に苦しむ患者さんの多くは、適切な治療を受ける機会を奪われ、病状の再発や長期化に悩まされ続ける事態に陥っているのです。

人が人らしく生きられない世の中になってきた

予防医学には、環境が病気を作るという発想がありますが、うつ病にもこの考えは当てはまります。多くのうつ病患者さんと接してわかったのですが、うつ病患者さんの多くは自分らしく生きられないことに不全感を抱いています。発病に至るきっかけは人それぞれですが、人が人らしく生きられない環境下でうつ病が増えているのは事実のような気がします。予防医学の観点からみても、ここが出発点となることは間違いありません。

社会全体が急速にＩＴ化する中、私たちが扱うべき情報量は人知を超えた膨大なものとなっており、それをスピーディーに効率よく処理する必要に迫られる私たち現代人は、もはや情報の奴隷と言っても過言ではありません。

こうしたＩＴ化の波は、私たちの仕事の在り方も大きく変えてしまいました。効率化が進むことで以前なら1週間かかった作業が1日でこなせるようになったのは良いことなのですが、時間の短縮から生み出されたのは、心の余裕ではなく新たな作業を増やし続けることでした。

さらに、ＩＴ化が進むことで業務における24時間体制も可能となりました。今では海外を相手にリアルタイムで仕事ができますし、休日でも自宅からメールを使って仕事上のやり取りがいつでもどこでもできるようになっています。昨今のコロナ禍で在宅勤務が主流となった背景にはこのＩＴ化の加速が大きく寄与しているのです。

しかしＩＴ化がもたらした仕事の変革は、仕事の在り方ばかりではなく、私たちの生活や生き方までも大きく変えてしまいました。業務が24時間いつでもどこでも行えることで、私たちは常に仕事に追われた状態で、夜も眠れず、緊張を強いられ続けることになるのです。今や仕事とプライベートの境目はなくなり、「オン」と「オフ」のスイッチの切り替えがうまくできない人が増えています。またこの傾向はコロナ禍によるテレワークの浸透によりますます拍車がかかり、憂慮すべき事態となっているのです。

また、ＩＴ化が進んだ職場では情報機器をうまく使いこなせないと仕事にならないという側面もあります。たとえ能力があってもパソコンを使いこなせない人は、仕事にあぶれ、反対に使いこなせる人は能力がなくても、仕事が増えていくなど、人が情報機器に支配される状況も生じています。その結果、社会全体の速いペースについていける人はどんどん疲弊し、ついていけない人は社会そのものから拒絶されていくのです。いずれの場合も情報化社会に翻弄されているわけであり、職場にうまく適応できているとは言い難い状況です。

もともと人間には、風を感じ、波の音を聞き、鳥のさえずりに耳を傾け、陽が落ちると眠り、陽が昇ると目覚めるという、自然とともに生きてきた長い歴史があります。そしてその「自然とともに生きる」といった情報が私たちのDNAに深く刻みこまれており、自然のリズムで生きることが私たちにとっての理にかなった生き方となっていたのです。私たちの祖先は少なくとも明治維新の頃までは、そういった生き方を守り続けてきました。

ところが、明治、大正、昭和、平成、令和と時代が進むにしたがい、文明の加速度が増していき、昨今のIT化の嵐を迎え、私たちはついに自然までも手放してコンピューターの支配に甘んじようとしています。しかし、私たちの脳に刻まれた自然との共生というDNA情報は、そう簡単に書き替えられるものではありません。人間の脳が進化して次のステージに適応するには、数万年の歳月がかかると言われています。私たちの脳は旧石器時代のご先祖様の脳からはそれほど進化していないのです。

したがって、環境の変化に進化が追いついていないわけですから、私たちの脳は処理しきれないほどの情報量に圧倒されてしまって適応不全に陥っていることになります。そして、脳が適応不全ということになれば、当然のこととして神経や精神にも支障が生じることが予想されます。私はこの一連の流れに注目し、脳における過重負荷を生み出す環境こそがうつ病増加をもたらしているという確信を得たのです。

脳には1000億個以上の神経細胞があり、さまざまな情報は神経伝達物質によって細胞から細胞へと伝えられています。そのため、何らかの原因により、脳内の神経伝達物質が不足したりバランスが崩れたりすると、情報は適正に処理されなくなり、感情表現や行動がスムーズに行えなくなります。うつ病に陥ると神経細胞レベルでは、こんなことが起こっているのです。

うつ病の要因が、現代の複合的なストレスに負うことには疑念の余地もありませんが、視点を変えると、溢れる情報の中で生活している私たちの脳が発しているSOSがうつ病とも考えられます。ですから、人が人らしく生きられない現代社会においては、誰もがうつ病に陥る可能性があるということになるのです。

最近では、リモートワークという新しい働き方の登場により、田舎暮らしを始めたり、休日に家庭菜園を楽しんだりと生活の中に自然を取り入れる人が増えています。このことも、私たちの心や脳に深く刻まれたＤＮＡが、ゆったりとした自然のリズムで生きることを深いところで求めている証拠ではないかと私には思えてならないのです。

心の病を治すためには正しい情報を得ることが必要

ひと口に「うつ病」と言っても、患者さん一人ひとりの姿形が異なるように、うつ病にも個性があり、１００人いれば１００通りのうつ病があります。そうなれば当然、１００通りの治療法が存在するわけで、ＡさんとＢさんでは治療法が異なって当然ですし、同じ治療を行っても効果の出方には差が生じます。これは普通に考えれば至極当たり前のことです。

大切なことは、他者の受けている治療と比較して一喜一憂するのではなく、自分の物差しで病に立ち向かうことであり、そのためには正しい知識を持つことも必要です。私たちはそれを踏まえたうえで、幾多の情報の中から自分に合った方法を選択するわけですが、知識から情報まですべてをインターネットに頼ってしまうのはまた問題でしょう。

インターネットを駆使し、最速で欲しい情報を手に入れるということは、知りたい情報しか知ることができないということでもあります。そうなると、「自分の欲しい情報しか見ない」「自分の都合の良い解釈をする」「自分の覚えたい知識だけを詰め込む」という偏

［図表１］　情報を見極めるための10か条

- 「その根拠は？」とたずねよう
- 情報のかたよりをチェックしよう
- 数字のトリックに注意しよう
- 出来事の「分母」を意識しよう
- いくつかの原因を考えよう
- 因果関係を見定めよう
- 比較されていることを確かめよう
- ネット情報の「うのみ」はやめよう
- 情報の出どころを確認しよう
- 物事の両面を見比べよう

りが生じやすくなります。その結果、視野が狭くなって他の情報を受け入れにくくなるのです。

またネットを使えば、いちいち専門書で調べる手間もいりませんから、自分で考えて判断するという「思考力」が低下してしまいます。そのために普通なら「これはおかしい」と一瞬立ち止まって考えたくなるような怪しい情報にも、「なるほど」と共感して、何の疑問も持たずに飛びついてしまうのです。こうなると完全に受け身の状態です。まずは「本当かな？」と疑問を持ち自分で考えることが、情報に振り回されない主体的な賢い生き方となるのではないでしょうか。

では、正しい知識や情報を得るにはどうすれば良いのでしょう。

最も確実な方法は、専門医に相談することです。でもいきなり医療機関では抵抗があるということであれば、公的な相談機関を訪ねてみるのも良いでしょう。また、インターネットのサイトを閲覧する際には、厚生労働省が公開している『「統合医療」情報発信サイト』に「情報を見極めるための10か条」が紹介されていますので是非参考にしてください。

インターネットのサイトから情報収集する場合は、まず医療機関が発信元のサイトを選びます。そして次に、いつの情報か、日付が記載されているかを確認します。日付のないサイトはいつ更新されたものかがわからず、情報の新鮮度に疑問が残ります。また透明性を保つため、閲覧者から問い合わせができるような連絡先を設けてあるサイトは、より信頼できると言えるでしょう。

また、都合の良いことばかりを強調しているサイトにも注意が必要です。一見信頼に足るように思われる「○人が完治した」という情報も、母集団が何人いるのかわかりませんから、信頼できるかは怪しいものです。

うつ病は、適切な治療を受ければ必ず治る病気です。そのためには、まず患者さん自身が正しい知識を身につけ、主体的に判断し、自分に合った治療と出会えるかどうかが重要なポイントとなってくるのです。

年齢・性別・職業によってうつ病の傾向は違う

医学的に疾病と認められたうつ病には診断基準があり、医師はそれに基づいて診断するわけですが、長年にわたってうつ病の患者さんを診ていると、「うつ」に陥りやすい環境や状況というものがあるような気がします。それを踏まえたうえで患者さんを診ていかなければ、治療が不十分となる危険があります。また患者さん側にも、「うつ」に陥りやすい要因を持っている人が多いのでそれも治療に反映していかなければなりません。

まず、年齢によってうつ病の性質が違ってくるということがあります。

10代後半から30代の人では、意欲が湧かない、頭が回らない、モチベーションが上がらない、体が動かず、無気力になるといった症状がよくみられます。このような場合、ともすれば「甘えている」とか「怠けている」と受け取られる傾向があり、若い人によくみられる回避行動主体の新型うつ病などと間違われることもあります。若いときのうつ病体験は、人生駆け出しの時期における挫折体験につながり、本人の自尊感情を低下させ、その後の人生に暗い影を落とすこともあります。このようなわけで、若い人のうつ病では、一見軽く見えるような場合でも注意が必要であると強調しておきたいと思います。

40代から50代の人のうつ病では、経済的な問題や社会的地位の変化による不安や孤立など、自身や家族の存在に関わるようなストレスが要因となって発症することが多く、抑うつ気分や自責感などの典型的な抑うつ症状を示すことがよくみられます。しかし、働き盛りということもあり、すぐには受診せずギリギリまで我慢する人が多いため、病状を悪化させてしまうことが多いのも特徴と言えます。

さらに60代70代以上の人のうつ病の場合、配偶者が亡くなる、体力が落ち健康が損なわれる、仕事もリタイアするなど、いろいろな喪失体験が重なり、将来に対して悲観的になりやすく、焦燥感が強くなる傾向がみられます。この年代では、一人暮らしの人も多く、孤独感から最悪の場合、自殺に至ってしまうこともありますので、なるべく人と関われるような環境を整備してあげることが必要となります。

また、うつ病の発症には性別も関係します。一般的に男性に較べて女性のほうが、うつ病を発症しやすいと言われています。女性では、結婚、出産、子育て、介護などライフステージによって環境が大きく変化するうえ、年齢に伴う体の変化も男性の比ではありません。こういった変化にうまく適応できないと、うつ病に至るケースが多くなるのです。

さて次は、職業について考えてみます。私の臨床経験では、教師、銀行員、システムエンジニアの3つの職種に、うつ病の人が特に多く見受けられるという印象があります。これらの職種の人では共通して、時間に追われるというプレッシャーが圧倒的に強く、その自分のリズムで仕事ができないストレスがうつ病の引き金になっていると考えられます。

特に教師には、現代社会における少子化や核家族化のしわ寄せをまともに受けているところがあります。具体的には、少子化によって親の関心が子どもに集中する中で、親はしばしばモンスターペアレントと化して教師にプレッシャーを与え続ける存在となっています。現代の教師は、もはや子どもを導く師であることを誰にも認められず、子どもを溺愛する親たちの下僕と化しているかのようです。クラブ活動からお受験まで親の要望に応えられるよう、24時間体制で休日もなくプレッシャーにさらされ続け、仕事の理想も持てないまま、教師たちは先の見えない奉仕にただ励んでいるのです。うつ病を発症する教師が増えているのはこのような事情によるところが大きいと思われるのです。

また、教師に限らず公務員や大企業の社員など、職業上の身分が保証されているような人は、職場で多少嫌なことがあっても辞めずに働き続ける傾向があります。社会が個人を守ってくれない現代社会においては、エリートサラリーマンがキャリアを失うことは、生命を失うも同然だからです。こうして我慢をし続けることがストレスを蓄積する要因となり、うつ病の発症につながっていくこともあるのです。

この他、兄弟姉妹間では、意外なことに末っ子がうつ病になりやすいという統計データがあります。普通に考えれば兄弟姉妹の一番上が「お兄ちゃんだから」「お姉ちゃんだから」と我慢を強いられ、うつ病になりやすいのではと思われるでしょう。ところが末っ子には、兄や姉という比較対象がいることで、兄姉と自分を較べて自信を失くしやすいという傾向があるのです。

「お兄さんは優秀だったのに」「お姉さんはしっかり者なのに」などと兄姉と較べられて育てば、その子の自尊感情は育ちません。この低いままの自尊感情こそが、将来うつ病を生み出す下地となっていくのです。

［第1章］

【診断】うつ病と診断されても慌てない 一人の医師だけで正しい見立てをするのは困難

うつ病の初期は症状が体に現れる？

うつ病の患者さんが増加している背景として、序章で説明したように人間が人間らしく生きられなくなったという世の中の変化がまず一番に挙げられます。またこれは意外と知られていないことですが、うつ病の診断範囲が以前より拡大されたことにより、一昔前ならうつ病とは診断されなかった程度の病状の人でも、うつ病（もしくはうつ状態）と診断されてしまうという時代の変化も背景としてあるような気がします。

現在、うつ病の診断は、アメリカ精神医学会が作成した国際的診断基準である「DSM-5」に基づいて行われるようになっています。しかし、この診断基準が医学の常識から考えるとかなり怪しいものなのです。一般的に医師が患者さんを診察して診断を下すということは、症状の背景にある原因を医学的思考により突き止め、そこから診断名を導いていくということになります。例えば、ある患者さんの膵臓内にがん細胞が見つかったとすれば、医師はその情報を根拠に膵臓がんという診断を下します。医学が科学の一分野である以上、常に原因となる根拠を求めるのは当然のことなのです。

ところがその一方で、精神医学には科学の常識が通用しにくい面があります。精神医学が扱う領域は、心とか脳の問題であったりするので対象が抽象的になりやすく、原因や根拠を同定していくといった科学的手法がなじみにくいのです。実際、心と脳の問題は、19世紀以来多くの神経学者や精神医学者により研究されてきましたが、まだほとんど何もわかっていないというのが現状なのです。

では、精神医学ではどうやって診断を導くようにしているのでしょうか。先述したように、うつ病をはじめとした精神疾患では、科学的な意味での病気の原因はまだわかっていませんので、原因を見つけて診断を下すという一般的なスタイルでの医学的診断は難しくなります。そこで精神医学では妥協案として、症状から病気を類推して診断するという症候学的診断が長い間用いられてきました。例えば、幻聴と妄想、思考のまとまりの欠如という症状があれば、そこから類推して統合失調症という病気を導き出し診断を下すというやり方です。症状だけに着目するわけですから、この症候学的診断には、脳のCT画像も血液検査における異常値も必要ありません。診断には、ただ症状を読み取る医師の眼力だけが必要となるのです。

しかし、診断を個々の医師の眼力だけに頼るというのでは自ずと限界もみえてきます。医師の経験年数や力量によって異なる診断名が導き出される可能性が高いからです。そこで考え出されたのがアメリカ精神医学会による「DSM‐5」という精神疾患に関する診断基準なのです。この診断基準の導入により、どのレベルの医師が診察しても診断が大き

［図表２］　DSM-5 による大うつ病診断基準

以下の症状のうち５つが２週間持続する。またその５つのうちで①か②のどちらかは必ず含まれる。

① 抑うつ気分
② 興味または喜びの減退
③ 食欲の低下および体重減少、または食欲の増加および体重増加
④ 不眠または過眠
⑤ 精神運動抑制または焦燥
⑥ 気力の減退または疲労感
⑦ 無価値観または罪責感
⑧ 集中力、決断力の減退
⑨ 自殺念慮

参考文献：髙橋 三郎・大野 裕監訳（2014）『DMS-5 精神疾患の分類と診断の手引』医学書院

く狂うことがないという恩恵がもたらされました。しかしそれと同時に医師の診察のマニュアル化が進み、こころの医療そのものが味気ないものになってしまったと私自身感じることが多々あります。今の医療には、患者さんの内面を見るこころの眼力はもはや存在しません。これはとても残念なことです。

話が少し横道に逸れてしまいましたが、ここでＤＳＭ‐５におけるうつ病の診断基準をみていきたいと思います（図表参照）。診断基準では、抑うつ気分、興味または喜びの著しい減退といったうつ病の中核症状のうちの少なくとも一つが2週間持続して認められることと、食欲の異常、睡眠の異常、焦燥感、疲労感、罪責感、集中力の減

退、自殺念慮といった周辺症状の中から3ないし4つ以上の症状が2週間持続して認められることが診断の条件となっています。一見すると非常に整ったわかりやすい診断基準のように思われますが、ここに意外な落とし穴があるのです。

繰り返し説明してきましたが、うつ病の診断では、医学的な意味で病気の根本原因がまだわかっていませんので、患者さんにみられる症状だけから病気を類推するというスタイルがとられてきましたが、診断にあたりどの症状を重視するのかはかなり難しい問題です。DSM‐5における5という数字が示すように、この診断基準でも5回の改訂が行われています。原因のわからない精神疾患を前にしては、一流の精神医学者たちの頭脳をもってしても、この問題はなかなか解決できないものなのです。

まだ精神医学の診断がマニュアル化されていなかった時代、うつ病の診断はこころの眼力を持つ医師たちにより行われていました。その当時、うつ病は生命感情の低下した状態と捉えられ、頭痛や背部痛などの身体痛や鉛のような倦怠感、発熱症状などの身体エネルギーの低下に由来する身体の症状が初期症状として重視されていたのです。うつ病にかかると「頭重感が取れない」「微熱が続く」と訴える患者さんは意外と多いものです。国内外の研究でもうつ病患者の70%に何らかの身体症状が認められるというデータが示されています。

それでは、うつ病で最もよくみられる身体症状にはどのようなものがあるのでしょうか。私の経験では体の痛みが一番多いという印象なのですが、腰痛持ちの人なんて世間に万といますので、体の痛みとうつ病をつなげて考える医師はまだまだ少ないようです。しかしこのことは意外と知られていないのですが、一般に言われる体の痛みとは違い、うつ病による体の痛みには背骨に沿って頭から腰まで痛みが移動するという特徴があります。

背骨の周りには姿勢を維持する脊柱起立筋という筋肉がありますが、うつ病の人ではその筋肉が一本の棒のようにコリコリと凝り固まって硬くなっていることがよくあります。私はこの凝りをうつ病の初期サインとして重要視しているのですが、患者さんのほうでこの凝りに気づいたとしても「自分がうつ病かも」と心配する人はほとんどいないでしょう。「ひどい凝りだな」と思うぐらいでマッサージに通うか、整形外科で検査を受けるのが関の山のはずです。

うつ病は精神疾患なのに、最初に体に症状が現れるというのは、何か不思議な感じを持たれる方も多いと思います。けれども、これも体の仕組みを考えると納得のできることなのです。

私たちの体は、意識しなくても自動的に働き続ける「自律神経」によって、生命維持のためのさまざまな機能がコントロールされています。例えば、寝ている間も心臓は動いていますし、呼吸もしています。食事をすれば、自動的に胃腸が働いて消化吸収してくれます。他にも体温を調節するなど、体を常に一定の良い状態に維持してくれるのが自律神経の働きです。

自律神経には、交感神経と副交感神経という2つの神経があり、両者はバランスを取りながら働いています。交感神経は体を緊張状態にし、心拍数や血圧を上げるなどして私たちが活動しやすいように体の機能を調節してくれます。これに対して副交感神経は体をリラックス状態にし、心拍数も血圧も下げて私たちが眠りに入りやすいように体調を整えてくれます。

しかし、ストレスにさらされ続けていると両者のバランスが崩れ、常に交感神経が働いているような状態になります。そうなると体は緊張しっぱなしとなり、体温調節がうまくできずに発熱したり、眠れなくなったり、何でもないときでも体に異常な力が入って腰痛や肩凝りが起きるなど、さまざまな症状が体に現れてくるのです。

ところが、こうしたうつ病の初期に起こる体の変化というものは、ほとんど誰にも知られていないというのが実情です。それは、精神科医も例外ではありません。知識さえあれば「もしかして」と気づくことができるかもしれませんが、そういった知識もないと体の症状からうつ病の診断へはなかなかたどり着けないものなのです。そのため、うつ病の早期発見は現実的にはかなり難しいこととなります。

うつ病の初期診断に際して、身体症状の存在はとても重要な役割を担っていたはずです。しかし診断のマニュアル化が進む現代の精神科医療において、体の痛みや発熱などの身体症状の存在は遠く忘れ去られたままです。

「うつ病の初期は症状が体に現れる」精神科医も忘れてしまったうつ病の真実です。

うつ病に精通した医師でさえも、うつ病かどうかを正確に診断するのは難しい

前項で述べたようにうつ病はその初期症状の見立てがとても難しく、うつ病に精通した医師でさえも診断を見誤ることは珍しくありません。しかしうつ病も一つの病気です。病気である以上、早期発見、早期治療は治療成功のための大前提となります。うつ病の初期診断の是非がその後の治療の行方を大きく左右すると言っても過言ではありません。したがって、きちんと治すためには最初に診察した医師の診断が重要ということになります。

私は日常的に、多くのうつ病患者さんと接していることもあり、よく他の医師から、うつ病診断の難しさはどこにあるのかを尋ねられることがあります。そんなとき、私はいつも迷わず「病気を診るのではなく人を診なければならないのです」と答えるようにしています。

誰でもつらいことや悲しいことがあると落ち込むものですが、そのダメージは人によっ

てさまざまです。3日で立ち直れる人もいれば、ずっと引きずってなかなか立ち直れない人もいます。とてもショッキングな出来事があったとしても、誰もが同じ程度のダメージを受けるわけではありません。100人いれば、100通りの感じ方があって良いわけです。だから心の病気はとても個人差が大きく、判断しづらいものとなるのかもしれません。実際、100人のうつ病患者さんを診れば、100通りのうつ病を診た思いになるものです。

そうは言っても、心の症状を抱えた患者さんを前にして、ある程度きちんとした診断ができなければ、治療に入ることも難しくなります。そこで、私たち精神科医が用いているのが、前項で取り上げた「DSM-5」などの診断基準なのです。

しかしうつ病などの精神疾患の診断基準は、他の病気の診断基準のように原因を特定して作られた科学的根拠のあるものではありません。うつ病と診断がついた人には「こういう症状」の人が多かったと、過去の膨大なデータを検証することによって作られたものです。言ってみれば、うつ病と診断がついた人の平均値、最大公約数ということになります。そうなると、うつ病の人でも平均値から少し外れたら、うつ病と診断されない可能性も出てきます。また逆に本来ならうつ病ではないような人でも、うつ病の平均的な症状と似たものが少しでもあれば、うつ病と誤診されてしまうこともあり得るのです。診断基準はあくまで平均値を示すものに過ぎませんので、一人ひとりのうつ病患者さんの個性に基づいた診断を下すには自ずと限界があるということになります。

実際、本当はうつ病であるのに、基準に当てはまらないという理由でうつ病ではないと判断されたり、うつ病ではないのにうつ病と誤診されたりするケースは非常に多いものです。うつ病診断の難しさというものは、やはり、人ときちんと向き合い、症状だけでなく人そのものを診なければ成立しないところにあるのではないでしょうか。うつ病の診断には、画一化されたマニュアルは不向きです。

さらにもう一つ、うつ病の正確な診断を困難にしている非常に厄介な問題があります。それはうつ病と似たような症状を示す疾患がいくつも存在するということです。

例えば、躁状態とうつ状態を交互に繰り返す「双極性障害」（躁うつ病）という病気がありますが、双極性障害の患者さんが躁状態のときに病院を受診することはまずありません。なぜなら、躁状態の患者さんは万能感に満ち溢れ、自分が神にでもなったような気分で幸せの絶頂にいるため、少しも困ってはいないからです。しかし躁状態がうつ状態に転じれば、事情はだいぶ変わってきます。うつ状態になると万能感は消え失せ、それに取って代わるように不安感が湧き起こりますので、誰かに話を聞いてもらいたい、助けてもらいたいという思いで、病院を受診するようになるのです。ですから双極性障害の患者さんが初めて病院を受診するときは、大抵は「うつ状態」の渦中にありますので、それで「うつ病」と誤診されることが多くなってしまうのです。

うつ病と双極性障害では基本的に別の病気となりますので、同じうつ状態でも、治療方法は大きく異なります。例えば、双極性障害の患者さんにうつ病の治療、特に抗うつ薬による薬物治療を続けていくと、躁状態となり、かえって病状が悪化することもあります。そしてその結果、一部の患者さんでは病状が慢性化し、長期にわたる闘病生活を余儀なく送ることになってしまうのです。

また、それ以外で昨今注目されているトピックとして、認知症の初期に、うつ病とよく似た症状が認められ、うつ病と認知症の診断の区別が非常に難しいという問題があります。認知症の初期では、倦怠感や億劫感が強く、特にアパシーと呼ばれる無気力な状態が目立つようになるのですが、その一方で、老年期のうつ病にも、不安症状とともに意欲の低下が目立つという特徴があります。どちらもその区別は難しく、こういった病気が疑われる場合は、認知症や老年期うつ病の診断に熟達した複数の医師の診察を受けることをお勧めしたいくらいです。

しかしながら強いて2つの疾患の違いを挙げるとすれば、老年期うつ病の患者さんが「自分はもう治らない病気にかかった」と悲観的に確信されることが多いのに対して、認知症の患者さんでは、「自分はどこも悪くないから病院にかかる必要はない」と楽観的に考え、現状認識できていない場合が多いような気がします。

認知症の医療においては、有効性の高い抗認知症薬が次々と世に出てきており、今や、認知症は早期発見さえできれば、進行をかなり遅らせ、充実した余生を送ることも可能な病気となっています。しかしひとたび、うつ病と誤診され認知症の発見が遅れてしまえば、命取りにもなりかねませんので、うつ病か認知症かの診断には、より慎重でありたいものです。

この他、脳腫瘍や脳梗塞といった脳の病気を発症している場合や、自己免疫疾患、甲状腺機能低下症、肝臓や腎臓の病気でも、うつ病と同じような倦怠感や無気力な状態が症状として出現することがあります。そのため、うつ病が疑われるときは、まずは体の病気によって引き起こされた症状ではないことを、頭部のＣＴ検査や血液検査などによって確認することが必要となってくるのです。

このようにうつ病と似たような症状を示す疾患は非常に多いため、うつ病の診断に熟練した医師でさえ、うつ病を正確に診断するのはとても難しいことなのです。

「うつ病を診断することは実は非常に難しい」医療機関を選ぶ際に知っておいてもらいたいうつ病医療の真実です。

一人の医師の判断でうつ病と決めつけるのは早計、セカンドオピニオンも積極活用

体の病気の場合、例えば血液検査をして血糖値が基準値を大幅に上回っていれば「糖尿病」と診断できますし、脳梗塞や心筋梗塞、がんなどの病気でもレントゲンやCT、MRIなどの画像検査で異常が認められれば、診断名をつけることはそれほど難しいことではありません。

これに対してうつ病などの精神疾患では、症状を客観的に数値化して目に見えるような形で診断をつけることはほぼ不可能な話となります。うつ病かどうかを判断する材料は、もっぱら患者さんの自己申告と、患者さんの様子を診療中に観察した医師の主観によるもので、客観的なものではないからです。つまり、医師の主観や直感に依存している部分が大きいのが、心の病を扱う精神科や心療内科の特徴と言えます。

そうなれば当然、同じ症状を訴える患者さんを診ても、A医師はうつ病と診断し、B医師は別の病気と診断するように、医師によって診断名が異なる可能性も出てきます。

診断基準がまだなかった時代、医師は患者さんの表情や動作、声の抑揚、話している内容などをすべてひっくるめて総合的に吟味し、熟考に熟考を重ね、患者さんの空気を感じながら、うつ病の診断を下していました。最初の見立てを誤れば、どんな治療を施しても

患者さんの症状は改善しないということ、また時には悪化もあり得るということ、そういう感覚を昔の医師は持ち合わせていたのです。だからこそ、診断という行為そのものが非常に威厳に満ちたものであり、的確な診断を下せることこそが名医たる条件でもありました。

ところが、現在では診断基準さえ使えれば、誰でも手軽にそれなりの診断が下せるようになりました。しかし、どんなに高名な医学者が作ったものであっても診断基準は所詮マニュアルです。現在の精神科医療の問題点はこのマニュアル化された診断基準に頼り過ぎていることだと言っても決して過言ではないのです。多くの医師たちは、このマニュアル化された情報に振り回されており、患者さんの空気を感じる余裕すら失っています。医学部の教育でもこのマニュアルは重視されており、近い将来、診断の重みを心から感じられる医師がいなくなるのではないかと不安を覚えるほどです。

目に見えないものを診なければならない、うつ病の診断というものは、本来難しいものです。それを物語るように、初期の段階でうつ病と正確に診断をつけることができるケースはせいぜい50％程度なのです。

「一人の医師の判断でうつ病と決めつけるのは早計」診断の重みを忘れかけている一人の医師として、自戒の意味で常に大切にしている言葉です。

また、誰でも症状がなかなか改善せず治療が長引いていけば不安は大きくなるものです。特にうつ病などの精神疾患では、薄紙を剥ぐように症状が徐々に少しずつ改善していくという特徴がありますので、治療の成果が見えにくく、患者さんからすると「このままこの治療を続けていいのか」「自分は本当にうつ病なのか」といった疑問が生じることがよくあるのです。

そこで推奨されるのが、「セカンドオピニオン」です。セカンドオピニオンとは、他の専門医の意見（第2の意見）を求めることであり、これには、患者さん自身から主治医に申し出るケースと、主治医がより専門性の高い知識と経験を持つ医師に意見を求めるケースがあります。

精神科医療において初診時に診断名がつかないことは決して珍しいことではありません。最初の頃は抑うつ気分が目立つので、うつ病と診断しても経過をみていく中で躁状態となったり、幻覚や妄想が出現したりして、双極性障害や統合失調症などと診断名が変更となるケースは非常に多いのです。ですから、長期にわたる治療を続けていて症状が改善しないときは、うつ病ではない他の疾患の可能性も考える必要があるのです。うつ病の治療で長年通院しているのに改善感が得られない、それに対して医師からは何の説明もないというような場合には、セカンドオピニオンを求めることを強くお勧めします。

「セカンドオピニオンにより道が開ける」精神科医療の現場でよく耳にする言葉です。

新型うつ病を侮ってはいけない？

ここ10年で若い世代に急増してきたうつ病として「新型うつ病」という病態が注目されています。マスコミでもしばしば取り上げられ、世間からは現代版のうつ病として認知されているようです。

しかし、「新型うつ病」という病名は、日本うつ病学会などのうつ病を専門に扱う学術団体からは、実際のところ承認すら受けていません。つまり「新型うつ病」は正式の医学用語としては存在しないのです。

では、「新型うつ病」という言葉は、なぜこれほどまでに世間に注目されたのでしょうか。新型という言葉が「今までのうつ病とは何かが違うぞ」という響きを感じさせるからかもしれません。

従来のうつ病は、几帳面で真面目な人が困難な状況に直面し、手を抜くことなく頑張り過ぎることで、心身ともに不調に陥る病的状態とみなされていました。その特徴としては気分の落ち込みが強く、自分を責めて、自殺に至るケースも稀ではないことが挙げられます。

これに対して「新型うつ病」では、うつ状態に陥るのは職場にいるときだけに限定され、帰宅後や休日はケロッとして趣味や家族との団らんは楽しめるという、従来のうつ病からは考えられない特徴がみられます。

実際、新型うつ病の人が自分自身を責めることは少なく、何かうまくいかないことがあれば、それを他人や社会のせいにして、職場を休んでも会社や同僚に迷惑をかけているとは思わない、自己本位な姿が目につきます。そのため、周囲からは自分勝手だとか、甘えていると見られることが多いのも新型うつ病の特徴です。

よく「最近の若い者は……」という発想から「新型うつ病」という言葉が否定的な意味合いで使われることも多く、うつ病研究者の間では「未熟型うつ」「逃避型抑うつ」などと呼ばれることもあります。

こうみてくると「新型うつ病」は、本当はうつ病などとは関係のない、単なる若者の逃避行動や社会に対する甘えと考えたほうが良さそうな気もします。しかし「うつ病ではない」と完全に否定するのもまた難しいのです。うつ病というのは心の病ですからその時代の常識や価値観に左右されやすいところがあります。時代によって価値観が違うのは当然ですので、うつ病の基準がその時々で変わったとしても何の不思議もないのです。

例えば、江戸時代の武士は、主君の命令がうまく実行できなければ「腹を切ってお詫びいたします」と遺書を書き、切腹をして自らの命を絶っていました。これがいわゆる武士道であり、江戸時代における武士たる者の常識だったわけですが、現代では明らかに行き過ぎの行為であり、誰の目にも非常識と映るでしょう。今の時代にもし切腹自殺を遂げる人がいたとすれば、その人は余程思想が歪んだ人か、かなり病的な人と言えるかもしれません。

このように日本という国においても、時代によって常識や価値観は大きく変化してきました。うつ病は、その時代の文化や価値観からの影響を受けるものですので、時代とともにその姿を少しずつ変えていくのは当然のことなのです。だから「新型うつ病」もある意味では現代の文化や価値観の影響を受けた現代版のうつ病と考えることもできるのです。

仮に「新型うつ病」を現代という時代におけるうつ病の一つの表現型と考えた場合、仕事に適応できず病院を受診してくる若者たちに「新型うつ病」だとレッテルを貼り、何でもかんでも「これは怠けだ」と決めつけるのはかなり危険なことだと私は考えます。怠けだとレッテルを貼られた「新型うつ病」の人たちの中にも、本当のうつ病の人が数多く含まれているはずです。うつ病は糖尿病やがんのような目に見える症状を呈する病気ではありません。そういった病気に対して怠けのレッテルを貼るというのは、診断という行為に謙虚になれない傲慢な医者のなせる業としか私には思えないのです。

それでは、現代という時代のいったい何が、若者たちの間でこの「新型うつ病」を蔓延させたのでしょうか。私はその答えを解く鍵として、仕事をこなしていくうえでの社会のハードルの高さに注目しています。

現代社会における職場の急速なＩＴ化は勤労者に対し、より大量の情報をよりスピーディーかつグローバルに処理する能力を求めるようになりました。コンピューターは常に１００点満点が当たり前ですので、勤労者にミスは許されず、ＩＴ化が勤労者に課す要求水準は相当なものとなっています。

ゆとり教育に馴らされた若者たちがこの試練を乗り越えていくのは奇跡的なことかもしれません。今や、若者たちは乗り越えるべき壁を前にして限界を感じ、次々と立ちはだかる壁に心が折れ、自らの存在価値すらも見失いかけているのかもしれません。

さらに現代文明の象徴であるインターネットは、現代人のコミュニケーション様式に一大革命を引き起こしました。本来我々人間は群れを好む動物であり、「目は口ほどに物を言う」というように、目と目で会話を成立させてきました。しかしインターネット全盛の今日、人間はもはや目と目で語り合おうとはしません。メールやＬＩＮＥ、ＳＮＳだけがコミュニケーションのツールなのです。コンピューター機器で占拠された我が家には助けてくれる人は誰もいません。現代人は皆孤独なのです。

人が目と目で語り合っていた時代、職場では、人間関係の絆が仕事の根底にありました。しかし今ではその大切な絆も薄れ、職場で働く若者はコンピューターと同等の情報処理能力を求められて、心を摩耗させています。そしてその摩耗した心を癒すため、ゲームや友人とのLINEに深夜まで没頭し続け、本来の生活リズムを乱してしまっているのです。

この生活リズムの乱れにより、朝起きられない、会社に行けない、仕事に集中できない、という症状を呈するのがまさに「新型うつ病」なのです。そして「新型うつ病」にかかると、職場では「欠勤の多い怠け者」というレッテルを貼られてしまいます。

もちろん、本当に怠けている人もいるのでしょうが、実際は悩んでいる人のほうが圧倒的に多いと思われます。一見怠けに見える「新型うつ病」ですが、これを放っておくと、重症のうつ病に移行することはよくあることです。

大切なことは、我々精神科医が「新型うつ病」から目を背けないことです。「新型うつ病」は現代という時代を映す鏡です。精神疾患としてのうつ病はその時代の文化や価値観の影響を受け変貌を遂げるものです。「新型うつ病」は、現代という時代が醸成したうつ病の現代版なのかもしれません。ですから「新型うつ病」という病名を決して患者さんのレッテル貼りに使って欲しくはないのです。

新型うつ病の人たちの中には、本来のうつ病に罹患している人もいれば、現代社会のストレスに苦しむうつ病予備軍の人も両方含まれていると思われます。どちらも時代に適応できずもがき苦しむ人たちですが、そういった苦しんでいる人たちに対し「怠けだ」と一方的に否定するのは個人の尊厳を冒しかねない危険な行為ではないかと私は考えます。

大切なことはこうした風潮が、本当にうつ病で苦しむ患者さんから、医療を受けられるチャンスを奪って、病状をさらに悪化させる一因となっていることなのです。

「新型うつ病を決して侮ってはいけない」現代社会におけるうつ病治療への警告です。

いい加減な人でもうつ病になる

うつ病と言うと、「几帳面で、真面目で、責任感が強く、完璧主義の人が精神的に追い詰められてなる病気」というイメージを持つ人が多いのではないのでしょうか。

確かにその通りで、こういった几帳面、生真面目、人に気を遣うという性格は昔から「メランコリー親和型性格」として知られており、うつ病になりやすい人の典型的性格とされてきました。メランコリー親和型性格の人は、「〜しなければならない」「絶対こうあるべきだ」という考えに支配されやすいところがあり、秩序やルールを重んじる傾向が強いと言われています。そして自分を犠牲にしてまでも組織の秩序やルールを守ろうとするので、そういった自己犠牲がストレスとなって蓄積し、うつ病に陥ってしまうのです。

もともと日本人には、このメランコリー親和型性格の人が多く、我々日本人はうつ病になりやすい性質を持つ民族と考えられてきました。実際、海外の人たちから日本人が信頼されているのも、「真面目で、勤勉で、人に気を遣う」というメランコリー親和型性格に基づく国民性が大いに関係しているようです。

この真面目で勤勉な国民性が、自動車や精密機器などの製造業界で我が国が世界トップレベルの評価を得るのに貢献していることは疑う余地もないところです。「日本人の作ったものは壊れないので安心だ」というmade in Japan神話は、「ものづくり」に魂を傾ける日本の職人美学がもたらしたものです。しかしその一方で、繊細で気配りができるという この美点は、ストレスを溜め込みやすいということにつながりやすいので注意が必要なのです。

それに加えて日本人には、感情表現が下手で思いを人に伝えることが苦手な面があります。日本人の道徳観念の根底には、万事にへりくだって相手を立てるという謙譲の美徳の精神が貫かれており、外国人の目には日本人は自己主張をするのが苦手で控えめな民族と映っているようです。その控えめさ故に、我々日本人はストレスを心の内に溜め込んでしまい、心の逃げ場さえも失って、うつ病に陥っていくのかもしれません。

それでは、ストレスを溜め込まないタイプの人、もっと言うと、いい加減な人はうつ病にならないのでしょうか。一昔前までは、いい加減な人ほどストレスを回避したり、他者に責任を押し付けたりするので、うつ病にはかかりにくいと言われてきました。しかし、この法則は意外にも現代社会には当てはまりません。

近年、産業メンタルヘルスの分野でよく耳にする言葉に「企業のメランコリー親和型化」というのがあります。誰も助けてくれない現代の競争社会にあって企業も生き残りをかけて必死であり、今の企業には個人としての社員を守る余裕すらありません。いい加減な人が会社で適当に働けばリストラされるのは目に見えたことです。昭和の時代の植木等さん演じる無責任男を召し抱えてくれるような度量のある会社は、日本広しと言えども、もうどこにも見当たらないのです。

企業は生き残りをかけ、社員に常に100％を求め、しかもパソコンの容量に見合った分量の仕事を押し付けてきます。人間の脳の容量にではなく、パソコンの容量に仕事を合わせるのですから、どんないい加減な人でもいい加減に仕事をすることはできなくなっているのです。

勤労者の多くが、コンピューターから送られてくる無限大の情報にさらされ続けており、勤務時間内ではとても処理しきれない分量の仕事をこなさねばならない状況となっています。そのうえ、昨今のコロナ禍による在宅勤務は職場時間と自宅時間の境界を曖昧にし、労働時間のボーダーレス化を招いているようです。そうなれば当然寝る時間もなくなるわけで、仕事とプライベートの切り替えがうまくできない状況の中では、どんなにいい加減な人でも精神的に追い詰められて、最終的に、うつ病に陥ってしまうかもしれないのです。

もはや今までのうつ病の定説は通用しなくなりました。本来はうつ病になりにくいはずの人でも、うつ病を発症しやすい社会となってしまったのです。したがって、現代社会に生きる我々は、誰でもうつ病にかかる可能性があるということを常に肝に銘じておく必要があるのです。

こうした背景もあり、うつ病を取り巻く状況は今刻々と変化しています。私たち精神科医も時代の変化には敏感でなければなりません。「この人はいい加減だからうつ病になるはずがない」「うつ病なんかじゃなくて、若者によくある逃避、新型うつ病だ」こんなふうに書かれた精神科医からの紹介状を読むたびに私は多少の危機感を募らせています。「いい加減な人でもうつ病になる」これは医師さえも気づいていない、現代社会の真実なのかもしれません。

第2章

【治療】いたずらに病気を長引かせない 3カ月の外来治療で治るかどうかが、うつ病治療の一つの目安

うつ病治療は外来治療が原則？

うつ病の治療はというと、重症度やタイプによっても多少は異なってくるのですが、その基本は「十分な休養」「薬物療法」「心理療法」の3つということになります。これらを患者さんの病状や経過によって組み合わせていくのが標準的なうつ病治療の姿です。

身体の病気の治療は一般的に、症状が軽く患者さんが通院できる状態のときには外来で行い、かなり症状が重く、命に関わる状態のときには入院治療でというのが通例だと思います。それでは、うつ病のような心の病はどうかというと、命に関わるような身体の病気ではありませんので、外来治療があくまで原則であり、入院まですするのは「大げさではないか」と考える人が多いような気がします。

けれども、風邪でもこじらせれば肺炎になって入院することもありますし、がんのような命に関わる病気でも通院しながら抗がん剤治療を続けて元気になる患者さんも少なからずいます。これと同じで、うつ病治療の場合も患者さんの状態や状況によっては、外来よりも入院のほうが治療上有効だということはよくあることです。

しかし、実際には病状が重くて、明らかに入院したほうが良いと思われるうつ病患者さんでも、なかなか入院には踏み切れないということがあります。医者のほうも、たとえ入院治療が必要であっても、うつ病患者さんには入院を勧めたがらないことが多いようです。医者も入院を勧めないとは、いったいどういうことなのでしょうか。問題は、一般の人が精神科医療に抱くイメージや精神科病棟の構造といったハード面にあるのではないかと私は考えています。

皆さんは精神科の入院病棟というと、どのようなイメージをお持ちでしょうか。泣き叫んだり、暴れたり、幻覚や妄想を抱く患者さんばかりがいて、窓には鉄格子が嵌まり、部屋には鍵が掛かっている「閉鎖病棟」を思い浮かべる人が多いのではないでしょうか。そのため、うつ病で入院すると閉鎖病棟に入れられてしまい、退院後には不当な差別を受けるのではないかと不安になり、入院を躊躇する人が多いのかもしれません。

確かに、精神科の病院には、身体の病気を扱う一般の病棟とは違って、「閉鎖病棟」という目が離せない患者さんのための特別な治療空間が設けられています。これは、生命に危険がある患者さんが「ＩＣＵ（集中治療室）」に一時的に入るのと同じように、精神疾患の患者さんでも心のコントロールがつかなくなり、自殺するなどの危険が高い状態のときに一時的に入る病棟で、症状が落ちつけば「閉鎖病棟」から鍵の掛からない一般の病棟に移ったりはできるのです。

しかしこのような事情は一般的にあまりよく知られていませんので、精神科への入院イコール閉鎖病棟とイメージしてしまう人も多く、誤解や偏見の要因となっているのです。

ただ実際のところ、精神科病棟に入院してくる患者さんの多くは、幻覚などに苦しむ統合失調症や躁状態の患者さんであり、精神科での入院治療の主流として「閉鎖病棟」がクローズアップされてきたのもまた事実であります。つまり、精神科病棟イコール「閉鎖病棟」とまではいかなくとも、精神科病棟の主流は、あくまで「閉鎖病棟」なのです。

「閉鎖病棟」での入院で多数を占める統合失調症や躁病の患者さんに対して、うつ病患者さんでは、不安が強く、音には特に敏感な人が多いと言われます。音に敏感なうつ病患者さんが気分の高揚を抑えられない躁状態の患者さんと精神科病棟で一緒に療養することはかなり困難なことです。このような事情から、入院治療が必要なうつ病患者さんにお勧めできる病棟がなかなか見つからないという問題が生じているのです。

うつ病患者さんの回復のためには、ゆったりと安心して過ごせる環境の提供が必要ですが、そのうつ病患者さんが安心して過ごせる病棟というのが、どこにもほとんど見当たらないのが現状なのです。そのため、入院したほうが良いと思われるうつ病患者さんがいても、外来での治療を続けざるを得ず、結果として病状を悪化させ、ますます治療が困難となってしまうことが多いのです。

こうした状況から、私は既存の精神科医療におけるうつ病治療の限界を強く感じるようになりました。そして暗中模索の日々を送り、思案に思案を重ねてたどり着いたのが、うつ病患者さんのための「ストレスケア病棟」なのです。「ストレスケア病棟」は、うつ病などのストレス疾患の患者さんの治療に特化した病棟であり、私がそこで目指したのは、患者さんに安心感を提供することで、患者さん自身の自己治癒力を高められるような治療空間の創造でした。そして、その思いは、「ストレスケア病棟なごみ」において現在着々と実を結びつつあります。

「うつ病治療は外来治療が原則」これは、精神科医療の常識とされていますが、その根拠はどこにもありません。ただそこにあるのは、精神科へ入院することに対する先入観や偏見、そしてうつ病患者の治療に適した入院病棟がないという、うつ病治療の真実だけです。

うつ病は入院して治療したほうが予後は良い

うつ病治療では何が一番重要かという議論は、昔からよく行われてきましたが、各医師の立場によっても意見は異なり、まだ皆が納得のいく結論は得られていません。しかしどの立場の医師にも等しくこれは重要だと推奨されてきたことがあります。それは、うつ病治療の原則として、治療の初期はとにかく休養することが大切だということです。特に抑うつ感の強いときは、ストレスのかからない環境のもとで、低下しているエネルギーを充電しなければなりません。それには、何もせず、ゆったりと自分の気の向くままに休むことが一番ですが、自宅では意外と休めないという人が多いのです。

うつ病になりやすい人というのは元来、自分を責める傾向にありますので、休んでいる自分に対して罪悪感を持ちやすいと言われています。それで、家族や隣近所など周りの目が気になる自宅ではなかなか休めずにストレスを溜め込んでいくことになるのです。

例えば、会社の社宅に入っている人では、うつ病の治療初期に仕事を休んで自宅で安静に寝ていなさいと言われても、両隣には同じ職場の同僚や部下、時には上司が暮らしているわけですから周囲の目が気になるのは当然ですし、変な噂を流されたらどうしようと余計な不安を募らせているかもしれません。

またそれが社宅でなく自分の持ち家であったとしても、仕事を休んで自宅にいれば、職場から仕事内容の確認や本人の様子をうかがう電話やメールがひっきりなしに入ってきますので、それがプレッシャーとなり落ちつかなくなることもあります。診察室では病状が安定しているように見える患者さんでも、自宅では落ちつけず、うつ症状が悪化して「死にたい」という気持ちに駆られることも多いのです。

自宅でゆっくり休めないのは、休職中の会社員ばかりではなく家庭の主婦も同様です。

主婦にとっては、自宅自体が家事や育児に追われる職場のようなものですから、自宅ではなかなか落ちつけません。具合が悪く横になっているときでも、「ジュースこぼしちゃった」「ママ、宿題見て」「お兄ちゃんがいじめる」等々、子どもは片時もママのそばを離れてはくれません。自宅には主婦がゆっくり休める環境はないのです。

うつ病はもともと女性に圧倒的に多い病気であり、うつ病患者さんの約3分の2が女性とも言われています。女性の場合、妊娠や出産、閉経など、男性に較べてホルモンバランスが不安定となる時期が多く、その不安定さもうつ病の発症と関係しているようです。

さらに、女性ではストレスからの逃げ場が男性に較べて圧倒的に少ないということも、しばしば問題として取り上げられています。男性は、職場でストレスを溜めたとしても家に帰ればゆっくりできますし、家でストレスになることがあっても職場に行けばそのストレスからは解放されます。また男女平等と言っても、男性は女性に較べてまだまだ社会的に許容されていることがたくさんあります。例えば、夜のネオン街が、男性客ばかりで溢れかえっているのはその証かもしれません。とにかく男性には、ストレスからの逃げ場がいっぱいあるのです。

しかしその一方で女性はと言うと、もし専業主婦であればずっと家にいるわけで、たとえ嫌なことがあっても、仕事などで外に向かってストレスを発散することができません。

そうかと言って外に出て働いてみても、職場ではまだ男女間に格差があり、最近ではパワハラやセクハラの問題もあります。働く女性にとって、職場はまだまだ窮屈でストレスが溜まりやすい場所であり、決して働きやすい環境とは言えません。それに加えて、女性は仕事だけでなく家事も同時にこなしている人が多いので、キャパシティオーバーとなる場合が少なくないのです。

このように、女性は家にいても、職場にいてもストレスからの逃げ場がほとんどありませんので、男性に較べてうつ病になりやすいのです。

先述したように、うつ病の治療初期では、心身ともに安静にしてゆっくり休むことが原則とされてきました。しかし自宅で周囲の目を気にしながら緊迫した状況で療養しても、ゆっくり休めるはずもありません。結果として回復を遅らせ、病状を長引かせるばかりです。ですから、女性でも男性でも、自宅でゆっくり休めない環境にある人は、外来治療では十分な回復が望めませんので、入院治療がより理想的となるのです。

うつ病の入院治療のメリットはこうした環境面のアドバンテージだけにはとどまりません。24時間毎日、患者さんの病状観察ができるという点もまた大変意義のある入院治療のメリットとなります。

これはあまり一般には知られていないことなのですが、うつ病という病気の特性として気分の波というものがあります。つまり、うつ病には調子の波があり、一日の中でも時間帯により、大きく症状が変わりますし、また日によっても毎日症状が変わります。したがって24時間毎日観察しなければ、その患者さんの病状を正確に把握することは困難となりますし、その患者さんのうつ病がどういうタイプのものかも判断することができないのです。

例えば、うつ病の患者さんを外来で診る場合、診察した医師にはその患者さんの受診したまさにその時間の姿しか見えません。午後2時に受診したときは、それほど症状が重くなくても、夜になると具合が極端に悪くなる患者さんは結構います。しかし外来治療ではそういったうつ病特有の調子の波は見えづらいのです。

この24時間毎日観察できるという入院治療のメリットは、経過が長く、回復が思わしくないうつ病患者さんの治療において、特に大きなものとなります。入院治療では外来治療だけでは見えない症状も正確に把握できますので、診断の精度も上がり、その患者さん個々に適したオーダーメイドの治療プログラムを作成することも可能となるのです。

「うつ病治療は外来治療が原則である」この一文は、医学生向けの精神医学テキストからの引用です。そしてこの一文は今でもうつ病治療の常識として広く信じられています。しかし、この言葉に科学的な根拠は何も存在しません。

日々、刻々と病状が変化する、うつ病という病気の特性把握、安心を生む治療環境の重要性、また診断の精度を上げ、治療の個別性を図ること、どれをとってもうつ病治療の予後を左右する重要な要素ばかりです。そしてこれらの要素すべてを満たすのが、入院治療ということになるのです。

「うつ病は入院して治療したほうが予後が良い」知られざるうつ病治療の真実です。

外来での治療は薬が中心になりがち

メンタルクリニックを受診し、ひとたびうつ病と診断がつくと、一般的には、抗うつ薬を中心とした薬物療法が行われます。薬の治療だけで本当に良くなるのかと疑問を持つ人もいると思いますが、クリニックを受診するうつ病患者さんは軽症の場合が多いので、休養をとって薬をきちんと服用すれば、案外症状は落ちついてくるものなのです。

しかし、症状が薬物療法で改善したからといって、安心はできません。なぜなら、どんなに優れた抗うつ薬でも、うつ病発症の下地となった要因までは除去できないからです。うつ病患者さんには、それぞれ発症に至ったきっかけや背景要因があります。

例えば、その患者さんのネガティブ思考によって、うつ病が誘発されることもあるでしょうし、職場や家庭などの環境が劣悪でも、うつ病は発症しやすくなります。うつ病治療では、こういった発症に至る背景要因を突き止めて、そこの部分の改善や修正を図ることがとても重要となります。そしてその場合に必要不可欠なのがカウンセリングや認知行動療法を主とする心理療法なのです。

心理療法では、患者さん自身が正しい知識を持って病気と向き合えることを目指し、「自分はどうして調子が悪いのか」ということをセラピストとともに考えていきます。治療の流れの中で自分の考え方の癖に気づき、対人交流のパターンを修正しながら、ストレスに対処する力をしっかりと身につけていくのです。

こうした心理療法を受けずに薬だけを服用して回復する患者さんももちろんいますが、そういう患者さんは、病気に至ったいきさつに気づいていませんので、ひとたび症状が良くなると「もう自分は大丈夫」と過信し、自己判断で通院を止めてしまう場合が多いのです。そして、うつ病になる前と少しも変わらぬ生活を続け、またうつを再発するという悪循環に陥りやすいのです。

一般に、うつ病の再発のしやすさはよく知られたところですが、薬物療法などで症状が改善しても半年で治療を止めてしまうと、60％くらいの人にうつ病の再発が起こることを示した研究データも実際に存在しています。うつ病は再発すると前よりも病状が重くなると言われておりますので、再発を繰り返していけば、うつ病そのものが慢性重症化してより治りにくくなっていくのです。

他にも、うつ病の再発が多いという原因の一端には、「うつ病を甘くみる」という患者さん自身の問題もあると思うのですが、その甘い認識を修正する点においても心理療法は必要不可欠となります。

「うつ病治療は、薬物療法だけでは終われない」ここまで読み進んでくれた読者の皆さんなら容易に理解していただけるフレーズだと思います。しかし実際のうつ病治療はというと、薬物療法だけに終始しているのが現実の姿です。そしてこの問題の根っこを探っていくと、この本の中でしばしば取り上げてきた「うつ病治療は外来治療で行うのが常識」という問題にたどり着くのです。

誰もが比較的気軽にアクセスでき、経済的負担も少ない外来治療ですが、良いこと尽くしというわけではありません。例えば、待ち時間、診察時間の問題はどうでしょうか。皆さんが風邪をひいたりお腹が痛くなって、クリニックや病院の外来を受診すると、待合室はたくさんの患者さんで溢れかえっており、診察まで最低1時間くらいは待つことになるでしょう。それで自分の順番になって診察室に入っても、診てもらえる時間はせいぜい長くて5分です。こういったことは精神科の場合も決して例外ではなく、状況は全く同じです。

そこで問題となるのが、5分の診察時間でうつ病患者さんの病状やそこに至る背景まですべて把握できるのかということです。答えは当然否で、そんな短時間ですべてを把握できるはずもありません。精神科医は、超能力者ではないですし、人間のこころや精神もそんなに簡単に他人にわかるものではないからです。

こうした事情もあり時間的にかなり制約のある外来治療では、どうしても最低限の病状把握をしたうえでの薬だけの治療に偏りがちです。しかしこの薬だけの治療には大きな落とし穴もあります。それは薬が効かなければ、抗うつ薬の量だけがどんどん増えていくという問題です。そしてこの薬の量が増えるということ自体がうつ病慢性化の直接的な原因となっているのです。

うつ病の外来治療で一番気をつけて欲しいこと、それは全然良くならないのに、だらだらと治療を続けていくことです。薬だけの治療は長引けば長引くほど病状の慢性化を引き起こします。もしあなたがクリニックの先生に「うつ病とうまく付き合えるよう一生援助していきますよ」なんて優しい言葉をかけられているなら、特に注意が必要です。迷わず、セカンドオピニオンを求めましょう。

うつ病はきちんと正しい治療をすれば必ず治る病気です。外来治療を続けてもなかなか良くならないのであれば、治療そのものを見直す勇気も必要となります。外来治療ではほどうしても薬だけの治療になりがちだということを決して忘れないようにしてください。
「長引く外来治療は見直しが必要」皆さんに知って欲しいうつ病治療の真実です。

3カ月以上通院しても良くならない場合は入院したほうが良い

うつ病治療のスタートは、余程のことがない限り、通常外来治療から始まります。治療初期には、十分な休養を取りながら抗うつ薬を服用し、1～2週間ごとに通院してもらいますが、それを3カ月くらい続けると、つらい症状も和らぎ、病状が回復してきます。個人差はありますが、薬物療法主体の外来治療で良くなる人は、大概こういう経過をたどります。

しかし残念なことに、すべてのうつ病患者さんがこのようにスムーズな回復をするわけではありません。これはあくまで初発の軽いうつ症状を示す患者さんだけに限定した話です。

国内外の研究データが示すところによれば、抗うつ薬による初回うつ病治療で病状の改善が認められるケースは全体のわずか3分の1にとどまると言われます。そうなると残りの3分の2の患者さんは、抗うつ薬による外来治療だけでは、回復が難しいということになります。

前項で述べたように、薬物療法だけのうつ病治療では、回復が長引けば長引くほど病状の慢性化のリスクが高まっていきます。ですから外来で薬物治療を続けてもなかなか改善の兆しがみられないときは、速やかに治療の見直しを行う必要があります。そしてその場合、どのタイミングで外来治療に見切りをつけるのかも、その後の病気の予後を占う意味で重要なポイントとなってきます。

私は、この見切りポイントについては、基本的に「3カ月を目途に」と患者さんに説明するようにしています。もちろん、患者さん個々の事情、例えば病気を発症してからの期間や重症度などによってもこの3カ月という数字は変わってきます。しかし、うつ病が慢性化しやすい病気である以上、見切りをつける時期が早過ぎて困るということはまずありません。

では、実際に治療の見直しが必要となるのはどのような患者さんなのでしょうか。

まず一番に挙げられるのが、何回も再発を繰り返しながら、抗うつ薬や抗不安薬の種類だけが増えていき、病状が慢性化してしまった患者さんです。こういう患者さんでは、多量の薬物を常用していること自体問題ですが、それ以外にも病気が長引くことで、自尊感情が低下し、生きる希望すら失ってしまっていることが多いのです。

次に挙げられるのが、家族や職場など環境面での問題を抱えていたり、コンプレックスやトラウマなど内面上の問題を抱えるうつ病患者さんのケースです。環境面の問題や自分の内面の問題は薬物治療だけで解決できるものではありません。こうしたケースでは、ケースワーカーの介入による環境調整や自身の内面と向き合う心理療法がどうしても必要となります。

それ以外には、心理面、環境面での問題が何もないのに、3カ月間抗うつ薬を服用して、症状の改善が全くない、こういう患者さんも当然治療の見直しは必要でしょう。この場合は、抗うつ薬の効果が全くみられないわけですから、うつ病という診断自体が間違っている可能性もありますし、あるいは、患者さん自身が大切な問題に気づいていないだけなのかもしれません。

いずれにせよ、治療の見直しが必要となる場合は、何か回復を阻むものがあるわけですから、改善できない要因をじっくり探っていくことが必要です。それには、薬物療法主体の外来治療ではどうしても限界があります。3カ月間、抗うつ薬による治療を受けても改善がみられないなら、環境を整え、自身と向き合う密度の濃い治療をしっかりと行うべきです。

自身と向き合い内面を整える、そういった密度の濃い治療を可能とするのが、うつ病に特化した治療プログラムを有する、ストレスケア病棟での入院治療なのです。

ストレスケア病棟に入院すると、医師や看護師、臨床心理士をはじめとした多職種からなるスタッフチームが常駐していますので、「いつでも相談できる」という安心感から、平穏な心で日々を過ごせるようになります。

そういう静謐な環境の中で自身と向き合い、カウンセリングや心理療法などを通じて病状が良くならない要因を自分の中で探っていくのです。

最初は「要因なんてわからない」と言っていた患者さんも、セラピストと安心して話をしていくと頭の中が整理され、「これだ！」と気づくことはよくあることです。中には「原因なんて何もない」という患者さんもいらっしゃいますが、それは否認、つまり自分の問題をまだ認めたくないという気持ちから出ている言葉ですので、そういう場合は焦らずに患者さんのペースに合わせて問題整理をしていくことになります。

少なくとも入院治療までして、自分の中の問題が全く整理できないという人はほとんどいません。話を進めていく中で、問題解決の糸口は見えてくるものです。しかしどうしても表面的になりがちな外来治療では、ここまで根本的な問題整理はできないと思います。

実際に、外来で「どうして良くならないのだろう」と途方に暮れていた患者さんが、入院した途端に問題点が見えてきて、スッキリ回復してしまうということはよくあることです。

中には、外来で十分に治療可能な病状であっても、確実に早く治したいという理由で入院治療を希望される患者さんもいます。例えば、ある患者さんは軽症のうつ病であるにもかかわらず「2カ月で復職しなければならないので」という理由で入院治療を希望されました。

これまでの私の経験では、入院治療を選択すると外来治療のおよそ半分の期間でうつ病の回復が認められることが多いような気がします。

うつ病の治療に焦りは禁物です。しかしだからといって治療期間をむやみに長引かせるのはそれ以上に良くないことです。病状が慢性化し、治る確率をさらに低くしてしまうからです。やはり早い段階で治療の見直しを行うことが、その後の患者さんの将来を考えると、とても重要であると私は確信しています。

「3カ月以上通院しても良くならない場合は入院したほうが良い」紛れもないうつ病治療の真実です。

医師も患者も回復を評価する基準を持つことが大切

「うつ病は、悪化させないで、一生付き合っていく病気です」そんな無力感溢れる説明を患者さんにしている精神科医は、今でも結構いるものです。現代医学の叡智をもってしても、うつ病治療の現場に治癒とか完治という概念は存在しないのでしょうか。

精神医学の教科書には、うつ病患者の脳内ではモノアミン神経系の機能の乱れ（モノアミン仮説）があるとの記載がありますが、うつ病という疾患の医学的原因は未だ十分には解明されていません。さらにうつ病発症の根拠となり得る脳の異常所見すらも見つかっていないのが現状なのです。

このように病気の根本原因がわかっていませんので、うつ病治療の甲斐あって、症状が改善したとしても、治癒したということを医学的検査で証明することは不可能な話となります。うつ病という病気には医学的な意味での治癒とか完治という概念は当てはまらないのです。

それでは、うつ病が良くなるというのは、実際どのような状態を指すのでしょうか。専門的な視点でみると、症状はある程度残っているものの日常生活を支障なく送れる状態を「寛解」、寛解が1年以上続いて自分のペースで自分らしく生活できるようになった状態を「回復」と呼び、治療上の成果をみる一つの目安となっています。

特に「回復」は、うつ病治療における究極の目標であり、患者さん自身が自分らしさを取り戻せたかがその目安となります。楽しいことは楽しいと感じ、つらいことや悲しみは明日の糧にして、それでも生きていて良かったと心から感じられる、これこそがうつ病の真の回復であると、私は考えます。

病状を悪化させないようにと、冷や冷やしながら、なんとか寛解状態を保っているようでは、本当の意味でうつ病が良くなったとは言えません。だましだましで、うつ病と付き合っていくのではなく、「自分はこれでいいんだ」と患者さん自身が、心の内から自信を取り戻すことこそがうつ病治療の最終ゴールとなるのです。

私見も交え、うつ病からの回復についてまとめてみましたが、うつ病の治療効果に対する見方は医師によっても異なり、抗うつ薬を服用してある程度症状が抑えられていれば「これでよし」と考える医師もまだまだたくさんいます。

しかし、心の病を診る医師には、症状だけで患者さんを診るのではなく、患者さんその人の表情や言動を見て、「この人は大丈夫」と判断する基準を持ってもらいたいものです。

私の場合は、患者さんを見て「この人は大丈夫」と判断する基準を「自分らしく生きられているか」ということに置いています。難しいことかもしれませんが、他人と較べてではなく、本当に自分を信じて思うがままの心で生きていければ、うつ病が再発することはまずないと考えています。

もちろん医師だけでなく、患者さん自身にも、「こうなったら自分は大丈夫」と判断できる基準を持ってもらいたいと思います。患者さんがそれを目指して治療に臨めば、改善効果は目に見えて高まるからです。

私が診ていた患者さんの中に、「手の震えが止まること」を回復の基準にしていた人がいました。通常は、楽しいことを楽しめるようになるとか、笑えるようになる、のんびりとテレビを見ていられるなど、心の在り様を基準にしている人が多いので、「面白い人だな」と印象に残っていました。しかし、その患者さんの場合、不安があるたびに手が震えていたので、手の震えを特に意識するようになっていたのです。それで、実際に手の震えが止まるようになると「もう不安はやって来ない。だから自分は大丈夫」と思えるようになり、その患者さんは自信を取り戻していきました。「自分は大丈夫」と思えたことで目にも力が戻り、気持ちが前向きになったことで積極的に動けるようになり、ついにはうつ病も克服していったのです。

このように患者さん自身も、回復を評価する自分なりの基準を持つことが大切です。回復の基準を自覚する過程で、自分と向き合えるようになり、それが自分らしさを取り戻すきっかけともなるので、うつ病自体が回復に向かうと考えられるからです。

「うつ病の克服は、自分を知ることによって成し遂げられる」あまり知られていないうつ病治療の真実です。

［第3章］

【薬】薬依存・副作用の恐怖におびえないために知っておきたい抗うつ薬と抗不安薬の真実

薬は必要だが絶対に必要なわけではない

うつ病が血液検査やCT、MRI画像で異常が認められるような、可視化できる疾患でないことは前章でも述べました。うつ病であるかどうかは、あくまでも診察した医師の経験や知識に基づく診断力に頼らざるを得ないのが現状なのです。ですから、診断を下してくれた医師に対して全幅の信頼が持てなかったりすると、うつ病という診断自体を受け入れることも難しくなります。

当院に相談に訪れる患者さんの中には、前にかかっていたクリニックで「治るかどうかわからないけど、この薬とりあえず飲んでみて」、あるいは「気が向いたらこの薬飲んで」と言われて、何の説明もなしに薬だけを出されたという方が結構いらっしゃいます。相談内容も「自分には本当にこの薬が必要なのでしょうか」「先生はただ薬を飲めばいいと言うけど、どうしても納得できません」といったようなものが多く、薬を処方した医師への不信感が強くうかがえるものが目立ちます。

多くの患者さんを限られた時間内で診なければならないクリニックの外来診療では、とりあえず薬を処方して、様子をみて次の方法を考えるというやり方も間違いではないかもしれません。しかし、そのやり方が通用するには、患者さんと医師との間の信頼関係が大前提となるはずです。

医師が患者さんに対して薬を処方するということは、その患者さんの治療をするうえでどうしてもその薬が必要だから処方するのであって、飲んでも飲まなくても良いのであれば、その薬を処方する意味もないのです。

では、どのような場合に必ずしも薬が必要とは言えないのか、私なりの見解も交え、説明していきたいと思います。

まず、当たり前のことですが、その症状がうつ病によるものでないときには、薬は必ずしも必要ありません。例えば、家族や恋人など大切な人を失ったときには、ショックのあまり気分が落ち込んだり、一時的にやる気がなくなったりするものです。こういった状態を昔はノイローゼと言っていましたが、現在では、適応障害などと厳めしい診断名がついたりします。いずれにしてもこの状態は、心理的なストレスによって生じるものですので、薬物療法よりも心理療法がまず優先されるべきです。

しかし、このような状態でも精神的なダメージが強すぎて、抑うつ的な症状が長期にわたるような場合には、うつ病に進展していく可能性もありますので、少量の抗うつ薬や漢方薬を使うことは予防医学の観点からもあり得ることだと思います。

また、うつ病であってもそれが軽症の場合は、前章で触れたように十分な休養と心理療法だけで回復するケースも数多く見られます。実際に、「軽症うつ病には安易に抗うつ薬を用いるべきではない」というのが、イギリスなど一部のヨーロッパ諸国でのうつ病治療に対する主流の考え方となっています。

軽症うつ病とは、気分の落ち込みや意欲の低下はあるものの、なんとか仕事に行けて、日常生活にはあまり支障のない状態にとどまっているものを指すのですが、軽症だからといって決して侮ってはいけません。軽症うつ病も放置すれば、重度のうつ病に進行するかもしれないからです。

うつ病をまだ軽症のうちに発見し、病状の進行を食い止めるために少量の抗うつ薬を使うことは決して間違いではありません。しかしこの段階では抗うつ薬を使うこと以上に有効な選択肢が豊富にあります。例えば、認知行動療法、マインドフルネス、交流分析、対人関係療法などの多様な心理療法はその代表と言えるものです。軽症うつ病の患者さんには抗うつ薬の効能よりも、自身の置かれた環境や心理状態を調整することのほうが治療的にはるかに有効なのです。

次に、軽症うつ病が侮れない意外な理由についても言及したいと思います。一般的にうつ病というと自殺のリスクがまず問題として考えられますが、自殺の問題は、重症のうつ病よりも軽症うつ病の方にむしろ多くみられるという事実はあまり知られていません。うつ病も軽症のうちは、症状が軽いぶん、まだ活動できるだけのエネルギーも十分に残っていますので、衝動的に自殺企図や自傷行為をしてしまうリスクが高まります。その一方で、重度のうつ病の場合、活動エネルギーも枯渇しているわけですから、自殺をする気力や活力も生じにくいという理屈が成り立つのです。

こういった自殺の問題を論じるとき、抗うつ薬と自殺の問題の関係にも少し触れておく必要があります。あまり知られていませんが、抗うつ薬を服用するとごく一部の患者さんに死にたい願望が強まるということが報告されています。特に脳神経系の発達がまだ不十分な十代の若い人でこうした副作用がみられやすいので、私は高校生以下のうつ病患者さんには、余程の重症でない限り、極力抗うつ薬は使用しないようにしています。

ここまでの話で、適応障害とか軽症うつ病といったうつ病の初期段階では、薬は必ずしも必要でないことがおわかりいただけたと思います。しかしその一方で、うつ病が重症化すれば、治療上、絶対に薬を使わざるを得なくなることもあります。

重度のうつ病とは、病状が進行し、仕事に行けない、動けない、食事が摂れない、眠れないなど生活に必要な活動がほとんどできず、日常生活に大きな支障をきたしている状態を指します。このような患者さんでは、抗うつ薬などの薬物療法を積極的に行わないと病状の回復が望めなくなり、うつ病の慢性化へとつながっていくことが知られています。重度のうつ病患者さんを薬を使わずに治療するということはむしろ至難の業と言えるのです。

ここで、もしあなたが「うつ病かな？」と思えるような状態に陥り、メンタルクリニックを受診したという場面を想像してみてください。医師がいろいろと症状について尋ね、抗うつ薬が処方されました。医師はあなたの治療を進めていくうえで抗うつ薬が必要と判断したのです。しかしあなたは抗うつ薬を服用することに抵抗があります。よくある診察室の光景です。何が問題なのでしょうか。一番の問題は、あなたが抗うつ薬の正体やその必要性について十分理解できていないことです。もちろん医師の説明の問題もあります。しかしすべての医師が薬の説明をきちんとしてくれる保障なんてどこにもありません。あなたの身を守るのはあくまでもあなた自身なのです。

「抗うつ薬はどういう薬なのか？」この問いにきちんと答えられるなら、あなたはあなた自身の身を守ることができるでしょう。ここでは、その抗うつ薬の正体について簡潔に説明してみたいと思います。

抗うつ薬というと文字通り「うつを消し去って気分を晴れやかにする薬」と思われている方が多いと思いますが、そこには大きな誤解があります。もしあなたに不幸なことがあって気分が悶々としているので、抗うつ薬を服用したとしましょう。効果は期待できるでしょうか。答えはＮＯです。抗うつ薬には、あなたの不幸な状況やあなたの感性を変える力はないからです。では、私たちは何を求めて抗うつ薬を服用するのでしょうか。答えは簡単です。うつ病という医学的疾病からの回復を求めて私たちは抗うつ薬を服用するのです。また医師は患者のうつ病からの回復を願い抗うつ薬を処方するのです。

抗うつ薬は、脳内の機能異常に由来するうつ病という疾病に効果を発揮する医薬品です。抗うつ薬は、私たちの脳内に存在するモノアミン神経に特異的に作用し、不安定になっている脳内のモノアミンを安定させます。モノアミンとは、脳内にあるホルモン様《よう》の化学物質で、主に神経細胞間の伝達をスムーズにする役割を担っています。うつ病の発症と関係があるといわれるセロトニン、ノルアドレナリン、ドーパミンなどは、そのモノアミンの代表とも言える脳内物質です。

うつ病の人の脳内で起きている病的な部分を修正することにより、うつ病の症状を改善するのが薬としての抗うつ薬の正体となります。しかし抗うつ薬には、次に述べるような知られざる事実もあるのです。それは抗うつ薬が、うつ病の治療薬としてはあまり完成度の高いものではないということです。うつ病の真の医学的原因がはっきりしていない現段階ではそれもやむを得ないことなのですが、うつ病という疾病に対する抗うつ薬の効力は部分的かつ微弱なものです。

そしてこのように抗うつ薬の効力が微弱ならば、同じうつ病の患者さんで抗うつ薬が効く人と効かない人がいたとしても何ら不思議ではありません。実際、抗うつ薬をうつ病の患者さんに服用してもらうと、すぐに効く人となかなか効かずにかえって症状が悪化する人がいるというのは、メンタルヘルスの現場ではよく知られた事実です。少し難しい話になりますが、同じうつ病の患者さんでも人によって体質も違えば、薬が作用する脳内の部位（モノアミン受容体）の分布状況も違ったりするので、抗うつ薬の効果は個人差が大きくなるのです。

現在では、そういった抗うつ薬の効果のばらつきを抑えるため、微妙に作用の異なる抗うつ薬が何種類も開発されてきています。ＳＳＲＩ（選択的セロトニン再取り込み阻害薬）ＳＮＲＩ（セロトニン・ノルアドレナリン再取り込み阻害薬）といった抗うつ薬はその代表とも言えるものです。

それでは、その抗うつ薬が効くか効かないかの分かれ目はどこにあるのでしょうか。医師が数ある抗うつ薬の中から患者さんの病状に最も適した薬剤を選択できたかどうかなのでしょうか。私はそうは思いません。これもあまり知られた話ではないのですが、同じ抗うつ薬を同一の患者さんに使ったとしても処方する医師によって治療効果が大きく異なるという事実があります。驚くべきことですが、抗うつ薬が効くか効かないかというのは、薬自体の作用ではなくその薬をどの医師が処方したかによって決まってしまうというのです。

抗うつ薬の効力は微弱なものです。そしてその微弱な効力を上手に引き出すには、処方する医師の「ある種の力」（私はそれを安心力と呼んでいます）が必要なのです。この安心力については、次のプラシーボ効果の話の中で詳しく説明しますので是非このまま読み進めてみてください。

抗うつ薬の正体について私なりの見解も交えてまとめましたが、ここで最も重要なのは、抗うつ薬は処方する医師や薬を服用する患者さんの心の在り様によって大きくその効力を変えてしまうということです。抗うつ薬はうつ病治療に必要なものではありますが、場合によっては治癒の妨げともなり得る諸刃の剣です。そういうわけで、私は患者さんに薬を処方するときには、自戒の気持ちが強くなるのか、慎重になり過ぎるところがあります。

例えば、患者さんに「薬は嫌だ」「不安だから飲みたくない」と言われたら、私は抗うつ薬は処方しません。今、この患者さんにとって抗うつ薬を処方することは、患者さんの気持ちを不安にするだけで治療上有益なものは何もないと考えるからです。抗うつ薬が効くか効かないかは、服用する患者さんの心次第です。抗うつ薬は諸刃の剣だということを忘れないでください。

うつ病治療は「くすり」からではなく、やはり「こころ」から始めるべきです。抗うつ薬は治療上必要ですが絶対に必要なものではありません。あまり知られていませんが、これもうつ病治療の真実なのです。

侮ってはいけないプラシーボ効果

一般的にうつ病の患者さんは些細なことでも不安を抱きやすく、未知なるものに対しては特に強い不安を感じやすいと言われています。ですから、きちんとした説明もなしに医師が一方的に薬を処方したりすると、かえって不安が募り病状が悪化することも決して稀ではありません。

また巷には「薬は毒だから飲まないほうが良い」とか「薬を飲むと一生やめられなくなる」といった誤解を招くような情報が溢れかえっていますので、薬物療法に対して不安を抱いている人は案外多いものです。人は、そのことについてよく知らないから不安や恐怖を感じるのであって、そのことを知りさえすれば不安や恐怖は軽くなります。ですから患者さんの側でも薬に対する正しい知識を身につけておけば、必要以上に薬への不安を感じることもなくなるはずです。

まずは、抗うつ薬についての正しい知識をおさらいしてみましょう。先にも述べましたが、これまでの研究で、感情に影響を及ぼすセロトニンやノルアドレナリン、ドーパミンといった脳内の3つのモノアミン系神経のバランスが崩れると、うつ病になりやすいことがわかってきています。

セロトニンは不安や恐怖を和らげ睡眠を改善することで心に平安を生み出し、ノルアドレナリンは神経を興奮させ集中力や判断力、意欲を高めてくれ、また、ドーパミンは精神を安定させ、心に幸福感をもたらすモノアミンと言われています。ですから、これら3つのモノアミン系神経のバランスが崩れると、不安や恐怖が募って不安定な精神状態になったり、意欲が低下して無気力状態になったり、何をしても楽しめず、興味が持てない無感動状態になったりして、うつ状態に陥っていくのです。

そのため、これら3つの神経系統のバランスを整えれば、うつ病の症状が改善するという理屈が成り立つのです。抗うつ薬が脳内のセロトニンやノルアドレナリン、ドーパミンに作用してその機能を調節していることは医学的にも実証されています。ですから、抗うつ薬はうつ病の治療薬として理にかなった薬剤であり、またその作用も微弱なため、私たちの体にとって有害なものでもないのです。

ただこういった抗うつ薬の作用の微弱さは、治療を受ける患者さんごとに効果の差が出やすいという問題も生み出しています。また別の視点でみれば、この効果の差というのは、少しの違いで良い方向に転じたり、悪い方向に転じたりするということを意味しているのかもしれません。

ではこの効果の差はどこから生じるのでしょうか。服用する患者さんの年齢や性別、体質によるのでしょうか。それとも他の併用薬の多さによるのでしょうか。どちらも薬の効果に影響を及ぼします。しかし、効果の差を生み出す最大の要因はもっと別のところにあると私は考えています。

例えば、あなたがちょっとした風邪をひいたとします。あなたはかかりつけの信頼している医師から「この薬はよく効きますよ」と優しい言葉をかけられ、作用の弱い甘いシロップ薬を出されました。あなたは、薬を出してもらった安心感、満足感から家でゆっくり休むことができ、翌日には風邪の症状も消えてスッキリしています。しかし旅先で風邪をひき、見知らぬ医師からぶっきらぼうに「効くかどうかわからないけど、とりあえずこの薬飲んでみて」と言われ、作用の強い大きな錠剤を出されたらどうでしょうか。あなたは不安でその大きな錠剤を口にすることすらできず、寝込んでしまうかもしれません。この場合、あなたの風邪症状に効いたのは強い作用の薬ではなく、弱い作用の薬ということになります。

このように効果のほとんどないはずの薬が患者さんの症状に効いてしまうという現象は「プラシーボ効果」として昔から広く知られています。プラシーボ効果とは、偽薬を飲んでも出現する薬の効果のことで、信頼している医師から「これを飲むとよく眠れるよ」と言われて処方されれば、たとえビタミン剤であっても眠れてしまうような効果を指します。

プラシーボ効果は、患者さんと医師との信頼関係によって生まれる治療効果です。特にうつ病のような心の病の治療では、このプラシーボ効果を軽視することはできません。患者さんが不安を抱えたまま薬を服用しても、良い結果は決して生まれないからです。

私はその患者さんが薬を拒絶しているのなら、どんなに重篤なうつ病の患者さんでも、絶対に抗うつ薬は処方しません。まずは言霊を捧げ、患者さんの不安を和らげることに全神経を集中させるようにしています。どんなに優れた抗うつ薬でもプラシーボ効果なしでは、治療効果が期待できないと考えるからです。

うつ病の薬物療法の成否は、どの抗うつ薬を選択するのかではなくて、その医師の持っている「安心力」によって、プラシーボ効果をいかに上手に引き出せるかにかかっているのではないでしょうか。

「プラシーボ効果を侮ってはいけない」知られざる抗うつ薬治療の真実です。

副作用を知れば薬は怖くない

人は、何事でも事前に知っていれば、不安を感じないものです。しかし予測不能な事態がひとたび起こると、それはアクシデントですからパニック状態に陥ったりもします。先が見えないものに対して人は不安を通り越して恐怖すらも感じてしまうのです。

この先の見えない恐怖は、前項でも述べましたが薬についても当てはまります。例えば副作用の問題です。インターネット上で、「抗うつ薬は副作用が多いから飲むのは危険だ」とか「体に有害だ」と掲載されているサイトが多数あり、それを目にした患者さんが副作用の恐怖から薬を服用できなくなることはよくあることです。やはり、未知なるものへの恐怖は誰にとっても痛烈なものです。

それでは、この副作用への恐怖にどう対処すればいいのかという話になりますが、答えは明白です。患者さんのほうで抗うつ薬のことやその副作用について事前に知っていれば、先の見えない恐怖は生じないのです。薬についてのきちんとした知識さえあれば、怪しいネット情報に振り回されることもありません。

ここで皆さんが突然抗うつ薬を処方されても不安にならないように、一般的な抗うつ薬の効果発現と副作用の特徴について説明していきたいと思います。

［図表3］　抗うつ薬の副作用

吐き気、便秘、下痢、頭痛（セロトニンによる副作用）
眠気、めまい、ふらつき（ノルアドレナリンによる副作用）
口渇、便秘、下痢（アセチルコリンによる副作用）

まず抗うつ薬の特徴として、服用してもすぐには効果がみられないということを知っておいてください。抗うつ薬の効果は服用を続けていれば徐々に出てくるものであり、効果発現には通常2週間ぐらいかかると言われています。これは、抗うつ薬が効果を発揮するまでには脳内の神経伝達のバランスを整える必要があり、それには一定の時間を要するためと考えられています。

このような遅い効果発現に対して、吐き気やめまいなどの副作用はすぐに現れるというのも皆さんに知っておいてもらいたい抗うつ薬の特徴です（図表参照）。

したがって、抗うつ薬を服用しても最初のうちは効果がほとんどみられず、吐き気などの副作用ばかりが目立つので、患者さんの多くは「この薬で本当に大丈夫なのかな？」と不安を感じるようになります。また「かえって悪化した」と自己判断で服薬を止めてしまう患者さんもいるのです。

しかし実際には、多少我慢して抗うつ薬を飲み続ければ、2週間程度で吐き気などの不快な副作用は目立たなくなっていきます。そして副作用と入れ替わるように、抗うつ薬本来の効果が現れ始め、不安感や抑うつ気分は軽減していくのです。あまり知られていませんが、薬の副作用のほとんどは飲み始めの頃にしか出現しません。ですから、薬を服用してからの最初の2週間は、薬を体に慣らす期間と考えてもいいのです。

抗うつ薬の一般的な特徴についてまとめてみましたが、もしあなたがこういった薬の情報を医師から事前に知らされていればどうでしょう。薬の副作用が出ても決して慌てることはないはずです。「これが先生の言っていた副作用かな」と冷静に受け止めることができるからです。何事も事前に知っていれば怖いことはありません。

それでは皆さんが知っておくべき、具体的な抗うつ薬の副作用についてもここで解説しておきましょう。まず代表的なのが吐き気や胃のむかつきなどの消化器系の副作用です。この吐き気を主とした副作用はセロトニン系の神経に作用する抗うつ薬によくみられるものです。セロトニン系の神経は、胃腸の働きの調整にも関わっている神経なので、セロトニンに作用する薬では、必然的に消化器系の症状が副作用として出現しやすくなります。特にSSRI系の抗うつ薬（ジェイゾロフト、レクサプロ、パキシルなど）では、頻度の高い副作用となりますが、あまり心配なものではありません。先述したようにこういった副作用は2週間程度で消えてしまう場合が多いからです。また裏を返せば、副作用が少し出るということは、セロトニンに効いているわけですから、続けて服用すれば、不安感や抑うつ気分の軽減が期待できるということにもなります。

セロトニン系の神経は、胃腸以外に睡眠の調整などにも関わっています。それで、抗うつ薬には、眠気とか不眠といった睡眠に関する副作用も多いと言われますが、こういった副作用は薬を服用するタイミングを調整することで多くは解決できます。例えば眠気が出るのであれば、寝る前に服用すれば良いし、眠れなくなるのであれば、朝に服用すれば良いのです。ただ、睡眠に関する副作用は、程度が強ければ改善が期待できないことも多いので、眠気が強くてだるさまで感じてしまうような場合には、すぐに薬を処方した医師に相談することをお勧めします。体質的に合わない薬を飲み続けることは、決して治療的ではないからです。

その他、便秘なども抗うつ薬の副作用として昔からよく知られていますが、意外にも最近の抗うつ薬には、便秘よりお腹が緩くなるという副作用が目立つものもあります。ですから体質的に便秘症かどうかということが、抗うつ薬を選ぶうえでの重要ポイントとなることもあるのです。便秘腹か、ゆる腹かは、はっきりと医師に伝えたほうが良いでしょう。

最後にあまり知られてはいませんが、知っていないと実は困るという抗うつ薬の副作用について説明したいと思います。この副作用は医師の間では、「抗うつ薬中断症候群」という何やら不安を煽るような症状として知られています。しかしその実態は、薬の離脱症状のようなものであり、抗うつ薬の服用を突然やめると2週間程度にわたり、めまい、頭痛、吐き気、耳鳴りといった自律神経症状が出現するというものです。この症状は、放っておいても自然に治りますが、とても不快感を伴い、一度体験した人に聞いても、ほとんどの人が開口一番「二度と体験したくない」と即答するほどの症状です。

しかし、この副作用は、少し気をつけるだけで、誰でも簡単に予防ができます。具体的な対策として、抗うつ薬を医師に処方されたら一週間程度は余分に薬を手元に置くようにしてください。誰にでも感染症にかかったり、台風や地震の影響で突発的に病院に行けなくなる可能性はあるものです。どんなに気をつけても、そうなってしまえば薬が手元に入らなくなりますので、そういう事態に備えて薬を多めに持つようにするのです。また当然、薬の飲み忘れにも注意は必要となりますが、極度に恐れる必要もありません。抗うつ薬を一日飲み忘れたくらいでは、そんなに強い副作用は出ないからです。

この「中断症候群」は、ＳＳＲＩ系の抗うつ薬（パキシル、ジェイゾロフトなど）で特に多いとされますが、他の種類の抗うつ薬でも出現することがあります。しかしこの副作用についても知ってさえいれば、そんなに怖いことはありません。例えば、抗うつ薬をやめるときも一気にやめるのではなく、少しずつ薬の量を減らしていけば、中断症候群になることなく、スムーズに抗うつ薬をやめることができます。抗うつ薬は基本的に依存性のない薬であり、一生飲み続けるような薬ではないのです。

未知なる薬を処方されて不安を感じない人なんて、どこにもいるはずがありません。しかしその薬の正体を知り、その副作用についてきちんと理解ができていれば、薬はあなたにとって安心できる有益な味方となるかもしれないのです。

「副作用を知れば薬は怖くない」これも知られざる薬物療法の真実です。

こじれたうつ病は漢方薬だけでは治せない

一般的に、生薬（植物や動物、鉱物などの天然素材）を原料とする漢方薬は、効き目が穏やかで体に優しく、副作用のない安全な薬だと思われています。そのため、「抗うつ薬は嫌だけど、漢方薬なら飲みたい」ということで、漢方薬の処方を希望されて外来を受診する患者さんは結構いらっしゃいます。

しかし、漢方薬に副作用がないというのも大きな誤解です。意外と知られていませんが、漢方薬にもさまざまな副作用があり、中には放置すると死に至るような重篤なものもあります。こじらせた風邪に効果があるとされる小柴胡湯《しょうさいことう》で時に惹起される間質性肺炎などはその好例と言えるでしょう。

そもそも市販されている漢方薬というのは、そのほとんどが薬理効果のある複数の生薬から調合されています。したがって一種類の商品化された漢方薬を服用するだけで複数の生薬が体内に入り、思わぬ副作用に遭遇する確率も高くなるというわけです。

例えば、甘草《かんぞう》という多くの漢方薬に含まれる生薬がありますが、この甘草は血圧の上昇、浮腫や低カリウム血症などいろいろと副作用の多い生薬として知られています。こんなに副作用の多い甘草ですが、風邪のひき始めによく飲まれる国民的な漢方薬、葛根湯《かっこんとう》に多く含まれているというのは意外な真実かもしれません。薬に不安を感じる方でも葛根湯を飲んだことがない人はほとんどいないはずです。

漢方薬だから安全だという神話が成り立たないことはご理解いただけたと思います。また漢方薬はその効果を強めるために、煎じて煮詰め、濃縮されているので、さらに副作用のリスクが高まることも考えられます。漢方薬も薬です。副作用のない薬はありません。薬は薬物にもなれば毒物にもなり得る諸刃の剣なのです。

次に漢方薬の薬としての作用について考えてみます。漢方薬は東洋医学の思想に基づき体系化された薬物であり、気、血、水という体の生理的バランスを取ることにより効果を発揮する薬物と言えます。病気の原因となっている部位に直接薬が作用するわけではなく、その役割はあくまでも体内環境を整えることですので、いくら熱心に漢方薬を服用しても不規則な生活習慣のままでは、その効果はほとんど期待できません。

したがって、漢方薬の服用だけでうつ病を治すのは難しいところがあります。ただ、軽症のうつ病の場合は、プラシーボ効果が現れやすいことがわかっていますので、私たち専門医はプラシーボ効果も期待して漢方薬を処方することがあります。

実際に、患者さんが漢方薬に安心感と全幅の信頼を抱いていれば、服用することで自然治癒力が働き、うつ病の症状が本当に良くなるのも事実です。

また、うつ病の患者さんは、心身が緊張状態にありますから血行が悪く、体が冷えていたり、硬くなったりしています。それを漢方薬で体を温めてやると血行が良くなり、神経のざわついた状態が鎮まって穏やかになるのも事実です。

しかし、重症のうつ病患者さんが漢方薬だけで良くなったケースを、残念ながら私はまだ知りません。

漢方薬を希望されているけれど、どうしても抗うつ薬を使用する必要のある患者さんには、無理に抗うつ薬を飲ませても効果は期待できませんので、最初はあえて漢方薬を処方することがあります。効かないとわかっていても、それを本人が納得することが大事だからです。そして、漢方薬が効かなかったことを患者さん自身に受け止めていただくと、抗うつ薬を飲んでもいいかなと気持ちを切り替える突破口になります。

このように漢方薬も使い方によってはその効果を発揮しますが、万能ではないということを認識していただけたらと思います。

「漢方薬にも副作用はある」という知られざる真実にも留意するようにしてください。

抗うつ薬と抗不安薬は似て非なる薬

うつ病の薬物療法は「抗うつ薬」に代表されますが、それ以外にも「抗不安薬」や「気分安定薬」などがうつ病の治療ではよく用いられます。

抗うつ薬は、うつ病の薬物療法の中核となる薬剤で、うつ病の主症状である抑うつ気分や意欲の低下、不安焦燥感を軽減します。ただ薬の宿命としての副作用も多く、代表的なものには、頭痛、めまい、口の渇き、吐き気、眠気、胃腸障害、便秘などがあります。

抗不安薬は、文字通り不安を鎮める働きがあり、精神安定剤と呼ばれることもあります。不安の他にも焦燥感が強いときや不眠があるときにも用いられます。副作用としては、眠気、ふらつき、脱力感や認知機能の低下などが認められますが、この薬の一番の問題点は、やはり依存が形成されやすいということです。

うつ病の薬物療法で使用頻度の高い抗うつ薬と抗不安薬ですが、これらの薬を処方する医師の間でも認識のズレがあり、うつ病臨床の現場ではちょっとした混乱が起きています。

ここで、抗うつ薬や抗不安薬に対して私たちが抱くイメージについて考えてみましょう。一般的には、抗うつ薬は強くて危険な薬、抗不安薬は穏やかで安全な薬と認識されていることが多いようです。そのため、抗うつ薬を処方されると「もうおしまいだ」と、患者さんは絶望的な気持ちになることが多く、その一方で抗不安薬の処方に対してはあまり不安を感じない場合が多いようです。

薬を処方する医師の側にも同様の傾向がみられ、うつ病の患者さんを前にして、抗うつ薬よりも抗不安薬のほうが積極的に処方されるという事実があります。医師の側にも抗不安薬は抗うつ薬よりも安全な薬という認識があるのです。

しかし、これはすべて誤解なのです。実は抗不安薬のほうが、使い方によってはかなり怖い薬となるのです。

まず、抗うつ薬と抗不安薬ではその作用が異なります。抗うつ薬はすでに説明しているように、セロトニンやノルアドレナリン、ドーパミンなどの脳内のモノアミンの調整システムに間接的に作用します。これに対して抗不安薬は、中枢神経系を抑制するギャバ（GABA）という神経伝達物質に直接的に作用します。

わかりやすく言うと、抗うつ薬は気分の調整システムを緩やかに自然に整えることで抗うつ効果を発揮し、抗不安薬は神経システムに強引に割り込んで神経機能を一時的にマヒさせることで、不安を感じにくくさせる薬ということになります。抗不安薬の作用は一時的でその効果もまた一時的ですので、そこでもたらされるのはつかの間の安寧だけです。

間接的作用による抗うつ薬には即効性はありませんが、神経システムに直接作用する抗不安薬では服用してから15分から30分程度で効果が現れてきます。そのため、抗不安薬は「よく効く」と手応えを感じやすいのです。しかし、即効性を期待するあまり用量をオーバーして服用してしまったり、安易に用いて薬に頼り過ぎた結果、止めるに止められなくなるという薬物依存の危険を孕んでいるのが抗不安薬の最大の問題です。

実際、抗不安薬は長く服用していると耐性（連用により薬が効かなくなること）が形成され効果が薄れてくる薬剤です。効きが悪くなるとだんだん服用する量が増えてきて依存するリスクも高まるということなのです。

一方で抗うつ薬はどうかと言うと、効果の即効性は期待できませんが、間接的作用で徐々に神経システムを整えて、うつ症状を軽減していく薬ですので、依存や耐性の問題は一切生じません。そういった面で抗うつ薬は抗不安薬に較べて安全な薬と言えるのです。

また、もっと根本的なところに話を戻すと、抗不安薬は一時的に神経システムをマヒさせて不安があること自体をわからなくする一時しのぎの対症療法薬です。うつ症状に一定の効果が期待できる抗うつ薬とは本質的に違う薬なのです。

薬の服用に不安を抱えたうつ病患者さんにどうしても薬を処方しなければならないとしたら、私は、効果を期待できない抗不安薬はなるべく処方しないようにしています。「薬の量は極力少なく、不要の薬は処方しない」ことが医師の良心と考えているからです。「甘い蜜には毒がある」うつ病を巡る薬物療法にもこの世の普遍性は当てはまります。「抗不安薬は甘い誘惑で私たちを翻弄する危険で怖い薬である」意外と知られていないうつ病薬物治療の真実です。

依存性のある薬でも内科や外科などでは普通に処方されている

抗不安薬では依存性があるために、一度使い始めるとなかなか服用を止めることができなくなります。1種類のみを服用しているうちはまだ良いのですが、うつ病の症状があって抗不安薬だけで治療を続けていると、耐性が形成されますのでだんだん効かなくなります。そうなると1種類が2種類になり、3種類……と薬の種類や量が増えていくのです。この依存性の問題は抗不安薬だけではなく、睡眠薬にも認められます。

ところが、抗不安薬や睡眠薬は医師の間でさえ、安全な薬と認識されていますので、臨床の現場では乱用や依存の問題を招いてしまっているのです。

なぜこれほどまでに乱用の問題が広まったかと言うと、抗不安薬には一時的に精神を落ちつかせてリラックスさせる効果があるため、安全で使いやすい薬として睡眠薬代わりに安易に処方されてしまったり、筋肉の緊張を緩める作用があることで頭痛や肩凝り、腰痛などの改善に気軽に用いられてきたという事実があります。

そのため、精神科や心療内科だけではなく、内科や整形外科の医師も使い勝手の良い薬として積極的に患者さんに処方してきた経緯があります。むしろ精神科以外で使用されていることのほうが多いくらいなのです。

最も多く処方されている抗不安薬の代表がデパスという薬で、医師だけでなく多くの患者さんが「デパスください」と希望するほど日常診療の中で定着しています。またデパスは患者さんだけでなく処方する医師にとってもアリナミン並みの日常的な薬となっていますが、よく考えてみるとこれは恐ろしい事実です。なぜなら、デパスは数ある抗不安薬、睡眠薬の中でも最も依存性の高い薬物に位置づけられているからです。

デパスは血中半減期（薬物の作用時間の指標）が極端に短い薬物ですが、こういった作用時間の短い薬物は即効性があり効果が目に見えやすい反面、短期間で耐性が形成されるという問題点を持っています。

しかし患者さんが求めているのは、具合が悪いときにすぐ効いて、眠気が残らない短時間作用の薬です。

このような事情で、デパスのような短時間作用型の抗不安薬は依存性が強いにもかかわらず人気が高く、日常的に数多く使用されてきました。高齢患者さんも例外ではなく、安心、安全な薬としてむしろ積極的に処方されてきたほどです。

ところが最近になって高齢の患者さんでは依存性以外に新たな問題点が明るみに出てきています。一般的な抗不安薬の作用機序は良くも悪くも脳内の働きを一時的にブロックして緊張や不安を和らげるのですが、高齢者が抗不安薬を服用すると、緊張がなくなることで体の力が入らず転びやすくなったり、頭がボーっとして認知機能が低下したりするのです。実際に、転倒して骨折したとか認知症の症状が悪化したという報告も多数寄せられています。

いろいろと問題を抱える抗不安薬ですが、驚くべき事実は、抗不安薬の安心、安全神話においては患者さんだけでなく医師もその熱心な信奉者だということです。あなたがもし内科や整形外科などの一般の医療機関を受診したなら必ず処方箋には目を通すべきです。抗不安薬の甘い誘惑はいつあなたに降りかかってくるかもしれないのです。

こうした経緯もあり、近年政府も重い腰を上げて抗不安薬の規制に乗りだしています。抗不安薬や睡眠薬を3種類以上処方すると、処方した医療機関にペナルティ（診療報酬の減算）が課されるようになったのです。

「医師にもわからない薬の脅威がある」あまり知られたくない医療現場の真実です。

［第4章］

【カウンセリング】肩書きだけで判断しない心理療法は自分に合ったものを選ぶ

カウンセリングは「相談」とは違う

うつ病をはじめとする心の病の治療に、心理療法は欠かせません。なぜなら、その人の物事の捉え方や考え方によって本人が苦しみ、不安を募らせていることが少なくないからです。そうした不安を作り出している本人側の要因を分析し、それをどうしたら解消できるのかを考えることで、心をラクにするトレーニングを積むのが心理療法です。

数ある心理療法の中でも基本となるのがカウンセリングです。

カウンセリングというと、悩みの相談に乗ってもらうことと考えている人が多いと思います。そのため、カウンセリングに問題解決の答えを期待してしまいますので、実際にカウンセリングを受けると「何のアドバイスもしてもらえなかった」と落胆したり、裏切られた気持ちになる人がいます。しかし実はこれが大きな誤解なのです。このようにカウンセリングを人生相談と勘違いしている人は意外と多いものです。

カウンセリングという用語は、一般には「住まいのカウンセリング」とか「恋愛カウンセリング」というように、相談の意味で使われることが多いので誤解されがちですが、本来、相談は「コンサルティング」といってカウンセリングとは違うものです。

コンサルティングでは、経営コンサルタントのように専門知識を持った人が客観的に相談者の問題点を指摘し、原因を探って解決策を提案してくれます。つまり、今抱えている問題に対して最善の答えを用意してくれるので、答えを持っているのは「相談された側（コンサルタント）」ということになります。したがって、時には相談者の考えを否定したり、正したりすることもあります。

これに対してカウンセリングは、患者さん自身が悩みや困りごとを解決する際のサポートをする目的で行われるもので、問題を解決する鍵や答えを持っているのは「患者さん側」であると考えます。カウンセラーは、その答えを患者さん自身が自ら引き出せるように気持ちに寄り添い、支えていく存在です。したがって、患者さんの言うことを基本的にすべて受け入れ、否定はしません。

患者さんはカウンセラーに話を聴いてもらいながら頭の中を整理し、自分で進むべき方向を選びとり、それに向かってどのように行動すれば良いかを見つけ出していきます。ですからカウンセラーに答えを期待している患者さんがずっと話を聴いてもらうだけだと、「ずっとカウンセリングを受けているけれど、言ったことをオウム返しされるだけで、全然良くなった気がしない」と感じるかもしれません。

しかし、オウム返しによって一度カウンセラーから自分の言葉が繰り返されることで、「ああそうか、自分はこんなふうに思っていたのか」「こういうふうに見えていたのだ」と自分を客観的に見て、新たな気づきが得られるのです。つまり、カウンセラーは自分を見る鏡の役割を果たしているわけで、自分の抱えている悩みや問題の要因、克服しなければならない課題を具体的に認識できるようにしてくれるのです。

このように傾聴することによってカウンセラーは患者さんを理解し、患者さんはカウンセラーに共感されたことで「自分は認められている、受け入れられている」という安心感を得ます。カウンセラーに悩みや不満を聴いてもらうことにより、心の中に溜め込んだモヤモヤを発散することができますので心がラクになったりします。こうして信頼関係を築いていくことが、次のステップにつながる大事な基盤となるのです。

問題の答えはあくまで患者さん自身の中にあり、それを患者さん自身で見つけ出すことがカウンセリングの目的となります。ですからカウンセラーに答えを期待するのは筋違いなのです。カウンセリングは人生相談とは違います。そこのところを意識してカウンセリングを受けるようにしてください。

「相談とカウンセリングは別物！」カウンセリングの本質を突く真実です。

カウンセリングで悩みが100%解決するわけではない

よく「薬ばかり出されて困るので、薬を止めてカウンセリングだけで治して欲しい」という患者さんがいらっしゃいます。

確かに、軽いうつ状態や軽症のうつ病の場合は、カウンセリングだけで良くなることもあります。しかし、うつ病も中等症以上になると、初期治療の際にカウンセリングだけで症状を改善するのは至難の業と言わざるを得ません。なぜなら、カウンセリングは自分と向き合って頭の中を整理していく作業のため、うつ病がこじれた状態では思考がうまく働かず、まとまりません。この時期にカウンセリングを行っても、話した内容が頭に入ってきませんので問題の解決にはつながりません。

うつ病が脳の病気である以上、まずは脳内の神経物質のバランスを整えることが必要かもしれません。特に思考がうまく働かないような場合は、抗うつ薬などで症状を安定させることを優先するべきでしょう。

それでも、うつ病を薬物療法だけで治すには限界がありますので、思考力の回復がみられたら、カウンセリングも併用して治療していくことが最も推奨される方法となるのです。

カウンセリングでは、患者さん自身が安心感を得て、ストレスとなっている課題の解決に向けての糸口を自ら見出せるようになることを主たる目的とします。

したがって、カウンセリングを受ける姿勢が大事で、なぜ自分にカウンセリングが必要なのかを把握し、「目的意識」を持って受けることがとても重要となります。人生相談のつもりでカウンセリングを受けていたのでは、問題解決の答えを見出すことはできません。全くの人任せでは、自分の中での治ろうとする自然治癒力が働きませんので、うつ病が良くなるはずもありません。

カウンセリングの効果が出やすい人は、多くの場合、「なんとかしたい」という気持ちが強い人です。カウンセラーは心の問題解決のサポートまではできますが、患者さんを変えることはできません。患者さんが悩みや課題を克服するためには、「なんとかしたい」という強い気持ちを持つことが必要なのです。なんとかしようと思えば、自分が克服しなければならない課題は意外と見えてくるものです。

カウンセリングや心理療法の場面で、カウンセラーが患者さんに問題解決の答えを与えるのは簡単なことですが、それでは何の意味もありません。患者さん自身は何も変わっていませんから、同じ状況に陥ればまた同じように行き詰まることになるでしょう。そのたびにカウンセラーを頼って答えを求めるようになってしまいます。

患者さんが自分自身で問題解決の方法を探さなければ問題は何も進展しません。カウンセラーの役割はあくまでサポートです。患者さんの行動や考え方を修正し、彼らが問題解決の糸口を見つけられるように導いていくだけなのです。

例えば、飢えに苦しんでいる人がいるとします。彼らに食糧を与えるのは簡単ですが、作物を栽培する方法を教えてあげなければ、彼らの飢えの根本的な問題は解決しません。田畑を開墾して問題解決を図るのは彼ら自身なのです。カウンセリングの理屈もこれと同じではないかと思います。

ですから、うつ病の患者さんも自らの問題を主体的に解決し、自分らしさを取り戻すために、カウンセリングは是非受けたほうが良いのです。カウンセリングを受けることで、自信を取り戻し、自己肯定感が高まることで、自分らしく幸せに生きられるようになるからです。またその際のカウンセラーの仕事は、患者さんの抱えている問題を言語化することで顕在化してあげて、その問題についての気づきを促し、解決に向けて一緒に歩んでいく水先案内人のようなものです。あくまで問題解決をするのは患者さん自身ですので、患者さんが変わろうとしなければなかなか変化もみられません。したがって、カウンセリングを受ける患者さんによっても個人差が出やすく、その効果が現れるまでには相当な時間がかかることも覚悟しなければなりません。今までの人生で身に染み込んだ行動や考え方を修正するというのは、患者さんのみならず誰にとっても難しいことだからです。

うつ病にかかりやすい人には、もともと「こうしなければならない」「こうあるべきだ」と真面目に考え過ぎてしまう傾向があると言われます。そういう人は課題に対しても真面目に取り組み過ぎて自分を追い込み、かえって症状を悪化させてしまうこともあります。またカウンセリングを受けることで早く良くならねばと気持ちばかりが焦り、思うような効果が出ないと自分を見失い、不安になった末に受診しなくなるといった患者さんも少なからずいます。

特にカウンセリングに対する期待が大きい人ほど、カウンセリングが長続きしない傾向があります。カウンセリングは時間をかけて地道に少しずつ自分の考え方や行動を変えていくものです。カウンセリングは魔法ではありません。カウンセリングを受けることであなたの悩みが瞬時に１００％解決できるわけではないのです。ただ解決の糸口さえ見つけられればそれでいいのです。

「悩みを解決するのはカウンセラーではなくあなた自身です」意外と理解されていないカウンセリングの真実です。

自分の思いを伝えるにはカウンセラーとの相性も大事

ひと口に「カウンセリング」と言っても、患者さんの話をひたすら傾聴することで解決の糸口を見出すクライエント中心療法（いわゆるカウンセリング）にはじまり、心理学理論を応用することで編み出されたさまざまな心理療法、特定の目的で行われる相談支援

（産業カウンセリング、スクールカウンセリングなど）に至るまで非常に広範多岐にわたるものです。

うつ病治療においても施される心理療法は数多あり、患者さんの性格や物の考え方、目的などによって施す手法も違ってきます。代表的なものとしては認知行動療法、精神分析、交流分析、対人関係療法、イメージ療法、森田療法、内観療法などが知られていますが、これらの中から患者さんに合った方法を治療者が選択して行っていくのです。

例えば、患者さんにもいろいろな人がいて、話好きな人もいれば、寡黙な人もいたり、また理論的に考えるのが好きだったり、直感的だったりと、患者さん個々によって違ってきます。それを見極め、どのような方法が好ましいのかを、最初の段階で患者さんとカウンセラー、そして医師も交えて話し合い、患者さんに納得してもらってから方法を決めていくのが通常のやり方です。

私たちの病院では外来で行う場合1回45分、入院の場合は1回30分くらいを目安に心理療法、カウンセリングを実施しています。これはあくまで原則ですので患者さんの病状や状況によって多少時間が延びることもありますが、入院のカウンセリング時間が短く設定されているのは、入院では重症の人が多く、思考が十分に働かず疲れやすいため、集中力が長時間もたないからです。一対一の対話を基本とするカウンセリングでは、必要以上に時間が長いと調子が悪くなったり、不安が強まることもあります。ですから患者さんが入院中の場合は最初は短めにして、様子をみながら徐々に時間を長くしていくのです。

このようにして、週に1～2回のペースでその患者さんに適した心理療法、カウンセリングが行われていきます。なぜ毎日行わないのかというと、カウンセリングの内容を自分の中で整理する時間が必要だからです。しっかり自分の中で消化して、それを日常生活に落とし込んで実践してみるのです。カウンセリングで変わっていくのは患者さん自身です。そしてその結果がどうだったのかを次のカウンセリングにつなげて微調整していくわけです。

しかし、中にはカウンセリングを始めて「どうもしっくりこない」という患者さんがいらっしゃいます。その感覚が実は大切で、最初は暗中模索で行っていますので、むしろ最初からしっくりくるほうが少ないかもしれません。それを早い段階で見つけて、別の方法を試すなどして患者さんに合ったやり方をカウンセラーと患者さんとの共同作業で探っていくことも重要です。

ただ、その共同作業も患者さんとカウンセラーのコミュニケーション次第ですので、お互いの相性が悪いとどうしてもうまくいきません。カウンセラーも一人の人間です。カウンセリングが人と人との営みである以上、カウンセラーとの相性はカウンセリングの成否を左右する大きな要因となります。これも感覚的なもので難しいのですが、目安として5回ほどカウンセリングを受けても「気分がスッキリしない」「しっくりこない」などの違和感を持ったときには、カウンセラーとの相性が良くない可能性があります。

またそれ以外の可能性として、カウンセラーの経験が浅くて未熟なため、患者さんに合った手法を実施できずに、効果を実感できていないということも考えられます。でもそうだとしても結局はお互いの相性が大事なのです。

別の視点でみれば、相性が良くないということは信頼関係が築けていないと言い替えることもできます。よく「合わなくてもカウンセラーを変えずに根気よく続けることが大事」という話を耳にします。しかし、1回や2回ならともかく、5回も10回も受けていて患者さんが違和感を覚えるのなら、やはりカウンセラーとの相性が悪いか、カウンセリングの方法が合っていないかのどちらかが考えられます。

大切なことは、そのようなとき、医師やカウンセラーに「しっくりこないので、自分に合っていないのではないか」と遠慮なく相談することです。何も告げずに医療機関を変えるのは簡単ですが、それでは何が問題でカウンセリングがうまくいかなかったのかがわかりません。

もしも患者さんに問題があった場合は、カウンセラーを変えてもうまくいかないこととなります。その結果、相性の良い人を求めてドクターショッピングをし続ける可能性もあります。患者さんがカウンセラーに自分の気持ちをうまく伝えられるということもカウンセリングの成否に大きく関わることです。カウンセラーも神様ではありませんので自分の思いを口で伝えなければ伝わらなくて当然です。カウンセリングがうまくいかないとき、しっかりと原因分析をすることだけは忘れないでください。

うつ病の患者さんは、周りの人の反応に敏感で八方美人の傾向があり、「人に良く思われたい」「迷惑をかけたくない」という気持ちが強く、つい「大丈夫です」と答えて本心を隠すことが多々あります。それがカウンセリングや治療の妨げとなっている可能性もあるのです。

また、うつ病の患者さんの多くは、自分の言いたいことを周りの人に言えず、胸の内に抑え込んでしまう傾向があります。こうなるとストレスを溜め込むだけではなく、相手に自分の思いが伝わらず誤解を招いたりして別のストレスをつくる原因にもなります。その悪循環によってストレスの連鎖が起こり、ストレス体質になっていくのです。したがって、自分の思いを相手に伝えられるようになることは、うつ病の患者さんにとって重要な課題となる場合が多いのです。

最近はＩＴ化社会の影響もあり、ＳＮＳやＬＩＮＥなど人と人とが目を合わせない文字と文字での会話が現代社会におけるコミュニケーションの中心となっています。さらに近年はコロナ禍での新しい生活様式、ソーシャルディスタンスの社会的推奨により、この傾向にはますます拍車がかかっています。問題はこうした影響下で私たちのコミュニケーション能力がさらに低下し、目と目を合わせて話ができない人たちが増えているということです。

コミュニケーション能力が失われつつあるこんな時代だからこそ、カウンセリングの重みはさらに格別なものとなっています。カウンセリングでは思い切って自分の気持ちをカウンセラーにぶつけることも重要なことと考えられているからです。自分の思いを相手に伝えられれば、うつ病カウンセリングの目的が70％達成されたと言っても過言ではありません。自分の思いをうまく伝えることで、気持ちが浄化され、カウンセラーとの新たな信頼関係も築いていけるからです。

しかし、カウンセラーとの信頼関係が築けても、何か違和感を覚えることもあります。そういうときはまだうつ病の症状が回復していない可能性もあります。抑うつ症状が残っていることでカウンセラーとの対話に集中できず気持ちの整理がつかないために、しっくりこないこともあるのです。そういうときは、抑うつ症状の回復をもう少し待ってから、カウンセリングを始めたほうが良いでしょう。

このようにカウンセリングを開始するタイミングはとても重要です。特にうつ病の症状が重い場合はタイミングが早いと良い効果が得られず、かえって患者さんを不安にすることもあるからです。

カウンセリングの中で自分の思いをカウンセラーに伝えたり、開始のタイミングを検討することの重要性についてはおわかりいただけたと思います。しかしそれでもカウンセリングがしっくりこないことがあります。そういうときはやはりカウンセラーとの相性を考えるべきでしょう。カウンセラーとじっくり話し合い「やっぱり合わない」と感じたら、カウンセラーを思い切って変えてみる勇気も必要です。

カウンセリングが一対一の人と人との営みである以上、カウンセラーとの相性が一番のキーポイントとなるのは当然の話なのです。

「カウンセリングではカウンセラーとの相性が一番大事」意外と知られていないうつ病治療の真実です。

心理療法は薬を使わないから安全とは限らない

カウンセリングや心理療法は薬のように副作用がないので安心、安全というのが一般的な常識となっています。そのため、薬物療法に難色を示し、カウンセリングで治したいと希望する患者さんが結構多いようです。

しかし、カウンセリングでは心理学的アプローチに基づく心理療法を手法として使うことが多いため、その手法が患者さんの心理状態に合っていないと、かえって精神的に不安定になったり、症状が悪化したりすることがあります。つまり、薬を使わないから治療が安全とは言えないのです。

例えば、患者さんの抱える悩みや問題の原因を探ろうとして、催眠療法を行うことがありますが、催眠によって無意識の記憶を呼び戻すわけですから、これによって患者さんのトラウマがどんどん意識上に噴き出してくることがあります。トラウマに圧倒される危険な状態となるわけです。

心の底に沈めてフタをしていた嫌な記憶を表面化させ、それを治療的に克服していくのは一見理にかなったことと思われます。しかし、無計画に行うのは危険なことです。なぜなら意図しない形でトラウマのフタが開いてしまうと、せっかくフタをすることで安定していた患者さんの心に荒波が立ち、耐えきれないときには自殺や自傷行為を招くという最悪の事態を引き起こしかねないからです。

この催眠療法の例からも明らかなように、薬物療法を受けていないから治療が安全で副作用がないというわけではありません。自分に合った方法でないと心理療法でも症状を悪化させてしまいますし、場合によっては心理療法の副作用のほうがより危険ということもあるのです。

薬物療法では、原因となっている薬の服用さえ止めれば、副作用の問題は大抵解決できますし、その副作用にしても身体症状が主ですので状態が目に見えてわかります。しかし心理療法の副作用は心の中に生じるものなので目に見えずわかりづらいのです。たとえ気づいて中止したとしても心に影響しているだけに、後々まで残ってしまいます。中には、その悪い影響が心の内側からどんどん進行していくこともあります。

また、副作用ではありませんが、カウンセラー自身の自己主張が強い場合、本来の役割を逸脱した行為に走り、患者さんをマインドコントロール（洗脳）してしまった事例も多数報告されています。こうなってくるともはやカウンセラーの資質の問題となりますが、ここでは心への影響が薬物による体への影響よりも怖いということを是非皆さんに知っていただきたいと思います。

心理療法も薬物療法同様、諸刃の剣です。薬にもなれば毒にもなり得ます。心に直接影響する毒は命に関わる場合もありますので、心理療法こそ慎重に行われるべきです。そして、もしあなたが心理療法を希望するなら、信頼できる医療機関で万全の体制で受けられることをお勧めします。

「心理療法には危険な副作用もある」知られざるうつ病治療の真実です。

認知行動療法は必ず効果が出るというものではない

今、うつ病の心理療法の中で最も注目されているのが「認知行動療法」です。私たちの病院でも「認知行動療法でお願いします」と受診される患者さんが毎年多数おられます。

認知行動療法とは、私たちの認知（物事に対する捉え方の癖）を修正していくことで、気持ちや行動を望ましい方向に変えていこうとする心理療法です。

もともとは物事の受け止め方を修正する「認知療法」と、実際に行動してみることで修正点を理解し、適応的な行動の仕方を身につける「行動療法」の2つがその源流としてあり、それぞれが独立して行われていました。しかし、思考面からの治療である認知療法と、行動面からの治療である行動療法は、密接に関連していて補完し合える部分が多いため、この2つの療法を同時に行うことでより高い治療効果が得られることがわかってきたのです。そこで、現在ではこの2つを掛け合わせた認知行動療法がうつ病治療の現場で主流となっているのです。

人はそれぞれ性格も違えば、育ってきた環境も違いますから、考え方の癖も十人十色で一人として同じ認知スタイルの人はいないでしょう。つまり誰もが認知に偏りがあり、その違いがその人の個性ということにもなるのです。

しかし、この偏りの幅が大き過ぎると、それが原因で過剰に落ち込んだり、苦しくなったり、強い不安を感じるようになり、うつ病にまで進んでしまうこともあります。

例えば、仕事でミスをして上司に怒られたとき、「怒られてしまった。私は無能な人間だ」と受け止める人がいる一方で、「次は失敗しないように注意しよう」と気持ちを切り替える人もいます。両者の捉え方を較べてみて、どちらがストレスを溜め込まずに心の健康を保てるのかと言えば、後者であるのは誰の目にも明らかでしょう。

うつ病になりやすい人は、一般的に偏った認知パターンを持っていることが多く、そのためにネガティブなイメージに陥りやすく、自分で自分を苦しめているところがあります。認知行動療法ではこうした認知の偏りを修正することで、もっとポジティブに考えられるようにして、それを日常の行動に反映させていくことを治療の目標としています。

認知行動療法は、うつ病治療に限らず、さまざまなストレス対策にも役立つものです。この手法を身につけていると、人間関係がラクになったり、ストレスコーピング（ストレスへの対応）がスムーズになったりするので、医療現場のみならず社内研修、学校教育、スポーツ指導など幅広い分野で取り入れられています。書籍もたくさん出版されていますので、自分で学習できる手軽さも広く普及した要因となっています。

こうした背景から世間への認知度も高く、薬物療法と同程度のうつ病への治療効果も学会レベルで示されているので、認知行動療法は、ここ10年でうつ病治療のゴールドスタンダードまで駆け上がることができたのです。

しかし、多くの人が認め、良いと評価しているからといって、それが自分にも合うかどうかとなると、そこはまた別問題となります。

認知行動療法は、問題に直面したときの合理的な考え方や判断を導き出す療法です。その場の感情に流されず合理的に考えることを反復練習するのが認知行動療法の本質となるのです。したがって、理屈で物事を考えるのが好きな人には適している反面、理屈で考えるのが苦手で、感情が先にきて感覚で捉えることが強い人には、あまり向かないように思われます。

ですから理屈で考えることが得意な男性にはこの療法は適していると言えますが、その一方で感覚的に捉えることが得意な女性にはあまり向かない人も多いようです。もちろん、個人差もありますので、男性でも女性でも「自分は理屈で考える!」というタイプの人は是非この療法を試してみてください。

このようなことから、一般的に効果があると信じられている認知行動療法でも、患者さんによっては合わないこともあります。合わない療法を続けていれば効果が出るはずはな

［図表４］　タイプ別「うつ病の人によく見られる考え方」

悲観タイプ	物事を大げさに捉える傾向がある人。ミスをしたり、悪いことが起こると自分に原因がないにもかかわらず自分を責めて「社会人として失格だ」とか「いつも自分はこうだ」と、マイナスのイメージを自分に植え付けていきます。こうして自分を追い詰めてしまい、冷静な判断ができなくなっています。
完璧主義タイプ	何事も白黒はっきりつけたがる人。成績が2位だったときに1位じゃなかったと落ち込むなど、白か黒か、0か100かと両極端の見方をしがちです。完璧主義の傾向が強いため、思い通りにならないことにストレスを感じて自信を失ったりします。
取り越し苦労タイプ	先読みをし過ぎる人。仕事で大抜擢されたりすると、嬉しいはずなのに「期待に応えられなかったらどうしよう」と、先々のことを心配して不安になります。その結果、不眠に悩まされるなど気の休まらない状態が続きます。
思い込みタイプ	結論を飛躍する人。同僚に挨拶したとき、相手が気づかなかっただけなのに「無視された」と受け取るなど、相手の状況や他の可能性を考えず、何の根拠もない思い込みから悪い方向に結論づけ、一人で悩み苦しんでいます。
自縛タイプ	「～すべき」と考えてしまう人。こういった人は融通がきかず臨機応変に考えられません。「自分はこうあるべき」「こうでなければならない」と決めつけ、自分で自分を追い込むこととなります。またそれが他人にも向けられ、相手が違うやり方をしていると「あなたはこうするべきだ！」とイライラしてストレスが溜まっていくのです。

く、我慢して続けるとかえってストレスが溜まってしまい、病状が悪化するということもあるのです。

「どんなに優れた治療でもすべての人に合うとは限らない」これもうつ病治療の真実です。

うつ病治療成功のカギはスピリットへの働きかけにある！

前章で説明したように、うつ病は薬物療法だけでは決して良くならない病気です。もしあなたが幸運にも優秀な医師に巡り会い、効果的な抗うつ薬を処方されたとしても、こころに働きかける治療が何も行われなければ、回復は難しいのです。うつ病をこころの病気と捉えれば当たり前のような気もしますが、実際はそう単純ではありません。

ここで、うつ病が良くなるとはどういうことかについて考えてみたいと思います。まず医師が抗うつ薬を処方する理由として、うつ病の症状を減らしたいという思いがあります。医師は患者さんを目の前にすると、職業柄、とにかく病気の症状を改善したいという考えにとらわれるものです。医師からみるうつ病の改善とは、抑うつ気分や意欲の低下といった症状が軽減することです。

それでは患者さんの側ではこれをどう捉えているのでしょうか。うつ病は再発が多いうえに、その実体もわかりにくく、長く治療を続けることが多い病気です。患者さんの心理としては、長期にわたって自分らしい生き方ができなくなっているわけですから、こころも折れ、自尊感情はズタズタです。また先の見通しの立たない状況が続きますので、その不安は相当なものとなるはずです。

このようなわけで、うつ病を患っている患者さんの心の中では、「昔のような自分に戻りたい」、「自分らしさを取り戻したい」という願望が強く、症状がたとえ改善したとしても自分らしく生きられないのなら、事態は何も変わっていないと感じることが結構多いのです。

うつ病をセロトニンやノルアドレナリンなどの脳内物質のアンバランスと考える医師の立場に立てば、理想の抗うつ薬で脳内バランスを整えて症状を改善させることが治療のゴールとなりますが、こころの病はそんなに単純ではありません。

こころは感じるものです。患者さんの感じ方が変わらなければこころの病の治療は終わらないのです。私はうつ病治療のゴールは生きる主体としての患者さんが自分軸を取り戻していくところにあると考えています。

この自分軸というのは、うつ病治療においてとても重要な概念ですが、あまり聞き慣れない言葉かもしれませんので、私の私見も交えて解説してみようと思います。

まず自分という言葉に注目してください。辞書を引くと、自分とは「行動したり、何か

［図表５］　人間の実存（在り様）

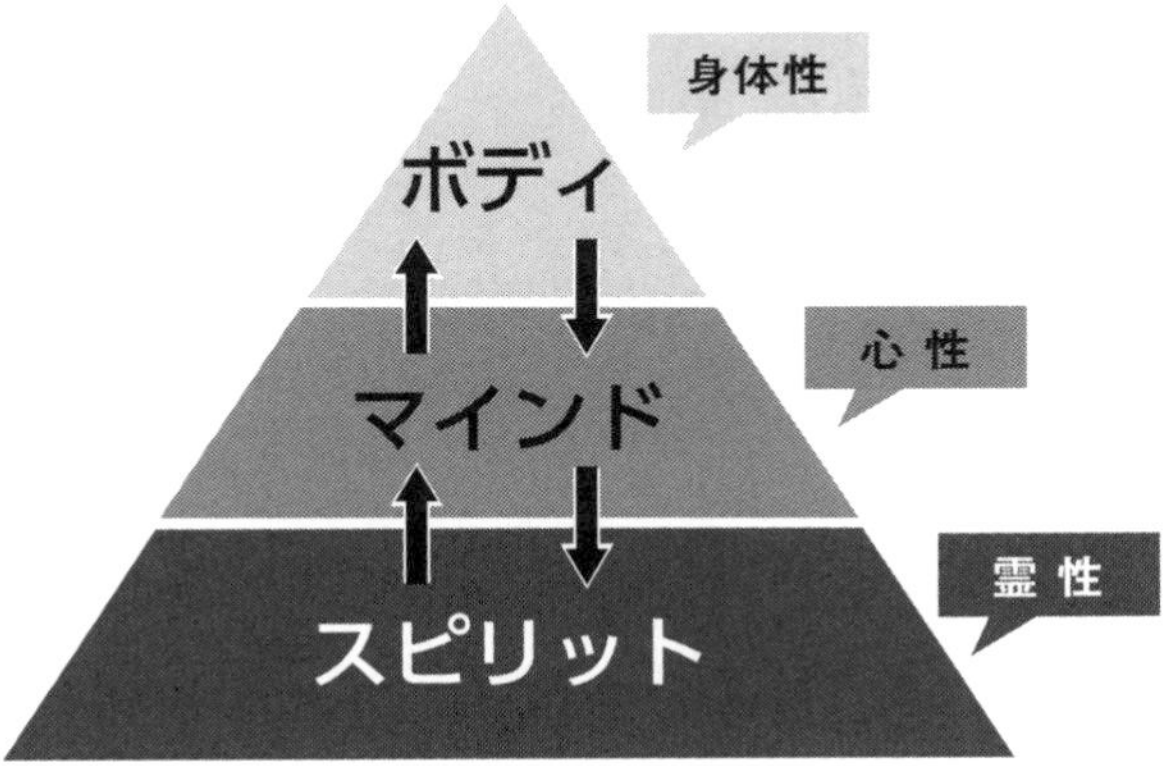

を感じたりする、当のその人」という解説が目に入ります。つまり感じたり行動したりするのはあくまで自分自身であり、その軸ということで考えると、自分軸というのは、その人らしさ、その人の本性と捉えてまず間違いないと思います。自分軸を取り戻すということは、自分らしさを取り戻すということに通じる概念なのです。

私は、人間の実存（在り様）というものを、からだとこころと霊性が層状に重なったもの（図表参照）と捉えて長年患者さんに向き合ってきました。霊性とは、その人の根底にあるもので、その人の在り様の基盤となるものです。一般的にはスピリットと表現され、その人の本性や自尊感情を指す言葉であり、その人らしさにつながるものです。私はこの霊性こそ先ほどの自分軸と直接つながるものと考えています。

霊性（スピリット）は、その人のこころ（マインド）とからだ（ボディ）の根底にあるものです。抗うつ薬の効果がみられるのは、ボディとマインドまでで、その人のスピリットまでには届きません。その人のスピリットを回復させるには、その人の生きざまにまで働きかける必要があります。その人の根底に届く治療でなければ効果は期待できないのです。

私は、うつ病の本質を考えるとき、どうしてもこのスピリットの存在を外すことができません。うつ病は、患者さん目線で考えれば、自分らしく生きられなくなる病《やまい》です。うつ病は自尊感情を低下させ、自分軸を狂わせます。うつ病によって冒されるのはその人のスピリットなのです。

うつ病をこのようにスピリットの病と捉えれば、その人の根源に働きかける治療こそが回復の絶対条件となるはずです。その人のこころの深淵に届く治療が施されなければ、うつ病の真の克服はあり得ないということを読者の皆さんには是非ご理解いただけたらと思います。

ここからは余談となりますが、スピリットは世界保健機構（ＷＨＯ）において、人と人との絆とも定義されています。人間は一人では生きられず、絆で生きる生き物とよく言われますが、人の精神性を考えるとき、絆の存在意義はとても大きなものです。昨今のコロナ禍におけるソーシャルディスタンスという新しい生活様式は、このかけがえのない人と人との絆をかなり弱めてしまいました。

こんな今だからこそ、私たちはもっと絆に思いを馳せ、自らのスピリットを高められるように自分軸をしっかり整えていく必要があるのではないでしょうか。

「うつ病治療はその人のスピリットに働きかけることで成就する」未だ書物にも記されていないうつ病治療の真実です。

自他尊重を目指すアサーショントレーニングはとても重要！

現代社会におけるストレスの大半は対人関係やそれをベースとした環境にあると言われます。対人関係は人と人とのコミュニケーションで成り立っており、このコミュニケーションの方向性を決めるのがその人の自己表現のやり方ということになります。

その人に備わった自己表現は人によりさまざまですが、大きく分類すると非主張的自己表現、攻撃的自己表現、アサーティブな自己表現の3つのタイプに分けられます。

まず最初に非主張的自己表現についてみていきましょう。このタイプでは自分に自信がないため、相手に自分の思いをはっきり伝えられず、自分の意に反して相手の言いなりになってしまうという行動パターンがみられます。他者に気を遣い過ぎる人に多く、日本人に多いタイプですが、うつ病になりやすい人にも多い自己表現と言われています。

この自己表現のやり方では、自分の考えが伝わらず相手からの理解も得にくいので「自分は誰にも理解されていない」とか「自分は取るに足らない人間だ」という思いになってしまい、自尊感情のさらなる低下が引き起こされるわけです。それが度を超すと卑屈になり、「私の気持ちを理解しない相手が悪い」と逆に相手を逆恨みなんてこともあります。相手側からみれば、自分の意見に賛同してもらったと思っているわけですから全くのとばっちりです。最終的にはお互いの不信感が強まり、コミュニケーションが成立することはまずありません。また本人の自尊心がさらに傷つくわけですから、自分らしさ（スピリット）はますます失われていくこととなります。

この非主張的とは全く真逆な自己表現にもさまざまな問題があります。それが攻撃的自己表現と呼ばれるもので、このタイプの最大の特徴は相手の意見を無視して自分の意見を押し通すことです。決して相手に合わせることはありません。

またこのタイプの人は、はっきりと自分の意見や考えを主張するので、オドオドしたり卑屈にならず堂々としているようにみえます。しかしこの攻撃的自己表現でもコミュニケーションがうまくいくことは決してありません。なぜなら、自分の思いや考えが相手に伝わっても、相手の思いは無視されますので、双方向のコミュニケーションとはいかないからです。相手をねじ伏せて、ゴリ押しで自分の意見を通しているだけなので、自分の思い通りになったとしてもスッキリはしないはずです。場合によっては相手からの反感や恨みを買い、対人関係がそこで終わってしまうこともあります。この自己表現を続けていけば、間違いなく人が離れていきますので、結果として孤立状態となり、挙句の果てには人間不信で、引きこもりとなることも決して珍しくはないのです。

今まで挙げた2つの自己表現では、どちらも双方向のコミュニケーションは成立しませんでした。そこで注目されるのが、アサーティブな自己表現です。

アサーションという言葉を聞いたことがある人は結構多いと思いますが、その意味を正しく理解している人は決して多くはないでしょう。アサーションの直訳は自己主張となりますので、自分の言いたいことだけを相手にお構いなくはっきりと主張する、自己中な態度と誤解している人も案外いるようです。先に挙げた攻撃的自己表現と混同される場合が多いと言われます。

真の意味でのアサーティブな自己表現を理解するには、アサーションの歴史について知る必要があります。アサーションはもともと人権思想から生まれたものです。1950年代のアメリカでは黒人差別の問題、女性蔑視の風潮を抱えており、人権回復のための運動が各地で盛り上がりをみせていました。そこで誕生したのがアサーションという概念です。アサーションは基本的人権に基づく考えであり、その原則として、「すべての人には依頼する権利と断る権利がある」ということを謳っています。

例えば、誰にでも相手に依頼する権利はありますが、相手にも依頼を断る権利がありま す。また、あなたにも相手の依頼を断る権利があります。これはどういうことかと言うと、お互いの意見が食い違っていても、お互いの意見を尊重しながら、お互いの意見の調整を図り、お互いが納得できる妥協点を見出していくということになります。

アサーションは自分も相手も大切にする、自他尊重のコミュニケーションです。お互いの尊重がお互いの自尊感情を高め、そこに人と人との絆が生まれ、お互いのスピリットが高められるというわけです。

このお互いを大切にする優しいコミュニケーションを日々の生活で実行できれば、人権ならぬその人らしさの回復が図られ、生きていく前向きな力がその人の中に満たされていくのです。

一般的にうつ病の患者さんには相手のことを慮《おもんぱか》るあまり、「自分さえ我慢すれば」と非主張的になりやすく、自分の考えや意見を押し殺す傾向がみられます。そうなると知らず知らずに自尊心は傷ついていくわけですから、うつ病の回復はますます望めなくなります。うつ病の回復には自尊心や自分らしさを取り戻すことが必要であり、そこで重要な役割を担えるのが自他尊重の自己表現、アサーションということになるのです。

アサーションには人と人との絆を深め、お互いのスピリットを高める力が宿っています。うつ病回復のための確かな近道として、是非アサーショントレーニングを身近な友としてください。

自分も相手も傷つけないアサーションを身につければ、自分に優しく接することができるので、自分に自信が持てるようになり、相手にも優しくなれます。そうなると対人関係はよりスムーズになり、日々の生活も心から楽しめるようになるのです。

このようにアサーショントレーニングは、うつ病治療の一環であるとともに、その後の人生にも関わる有意義な要素を含んでいますので、目的意識を持って臨めば、自分の人生を良い方向に導く自己実現のチャンスともなるのです。

「うつ病からの回復には自分にも優しくできることがとても大切」是非あなたに教えたいうつ病回復の真実です。

再発を防ぐには自分に適したセルフケアを持つこと

うつ病から回復して社会復帰を果たすということは、最もストレスを溜めやすい人間関係の中に戻ることを意味します。心理療法によって物事の捉え方をポジティブに修正したり、対人関係のテクニックを身につけたりしても、さまざまな人間関係が織りなす日常では予期せぬアクシデントが待ち受けているものです。

想定外の出来事は、あなたのこころを動揺させ、不安のるつぼに突き落とします。そしてあなたの調子は再び崩れるのです。

こんな嫌な雰囲気を断ち切るには、「セルフケア」（自分自身で気持ちを切り替える手段）が是非お勧めです。セルフケアで気持ちを切り替えることで、嫌な気持ちを引きずらなくてすむからです。その結果、押し寄せる不安から自分を守ることができ、ひいては再発を防げることにもなるのです。

私は、患者さんの状態が良くなり、こころのリハビリに入った段階で、自分に合ったセルフケアや心の拠り所を見つけることを推奨するようにしています。

方法は何でも良いのです。例えば、一人カラオケに行って思い切り歌いまくるとか、近所の公園で日向ぼっこするとか、感銘を受けた本を読み返すとか、アロマトリートメントを受けてほっこりした気分に浸るとか、自分の気持ちに寄り添って自分をいたわってあげるのです。

もし、あなたが歴史好きなら、パワースポットといわれる神社仏閣を歩いて巡っても良いでしょう。歩くことが適度な運動になり、なおかつ清々しい気を自分の中に取り入れることで元気になれると思います。

もし文章を書くことが好きなら、日記をつけても良いでしょう。一日の終わりに自分を振り返り、できたことに対して素直に自分を褒めてあげれば、あなたのスピリットは高まるはずです。また悪い出来事があっても自分を励ますことができれば、翌日に持ち越すことを防げるかもしれません。

日記は毎日の自己記録ともなりますので、それを読み返せば自分の思考パターンを知ることができ、そこで悪いパターンを回避できればネガティブな感情に陥らずにすむのです。日記はうまく使いこなせれば、最強のセルフケアツールとなる可能性を秘めています。

いずれにしてもセルフケアというのは、自分がホッとできること、気持ちがラクになること、心がウキウキするものでなければなりません。だからセルフケアをいくつも持っていると、自分の気持ちをコントロールするうえで非常に役立つのです。

ある60代の男性は、定年を迎えてうつ病になってしまいました。彼は生真面目に仕事一筋でやってきて、定年を迎えたときにこれから何もすることがない自分の姿に気づいて愕然としたのです。毎日どう過ごせば良いのかもわからず、時間を持て余してボーっとするだけの生活が続き、生きる気力も失い、挙句の果てに、うつ病を発症したのでした。

彼は、その後、病院を受診し抗うつ薬の処方を受けたことで、ある程度の活力を取り戻しましたが、決して本調子とは言えない状態が続いていました。しかしある日、幼なじみにたまたま誘われて行った釣りがきっかけで、彼は生き生きとした表情を取り戻しました。なんとその釣りが彼の後半生における生きがいとなったのです。

「釣りを楽しむことで本来の自分らしさを取り戻すことができ、家族も新鮮な魚を食べられるということで歓迎ムードとなり、家の中での居場所も取り戻せました」と彼は言っていました。うつ病からの真の回復を果たした人のとても印象に残る言葉です。

この男性は、釣りというセルフケアを持つことで自分らしさを取り戻しました。まさにセルフケアの力でうつ病を克服したのです。

セルフケアは、カウンセラーいらずの心理療法です。どこに住んでも、お金がなくても手軽に行えるメリットはありますが、意外とその見つけ方に苦労する人が多いようです。

大事なことは大げさに考えないことです。別にたいしたことでなくて良いのです。セルフケアは形を選びません。ですから焦って無理やり見つけないでください。気持ちが自然とラクになればそれでいいのです。

「セルフケアはうつ病治療の名医」あなた自身に感じて欲しい真実です。

［第5章］

【習慣】良い生活習慣を身につけることがうつ回復への近道となる

心を前向きにしようと予定を詰め込み過ぎるのは逆効果

心身の健康を保つには、規則正しい生活が大事と言われています。毎朝決まった時間に起きて、三食きちんと食事を摂り、決まった時間に眠るという生活リズムが整うと、体内のさまざまな臓器や器官の機能も高まって活動しやすい状態になるからです。

私たちの生活は、1日を24時間としてリズムを刻んでいます。ところが、体が刻んでいる生体リズムというのは24時間ではなく、実は25時間と言われているのです。この1時間のズレをどうしているのかと言うと、体の中に備わっている「体内時計」が毎朝私たちの体内リズムをリセットすることで時間のズレを調整しているのです。

体内時計は、ホルモンの分泌や自律神経を調整して、睡眠、覚醒、血圧、体温など全身のリズムをコントロールしています。

そのため、生活習慣が乱れると生体リズムも崩れ、自律神経によってコントロールされている内臓の働きが悪くなったり、血圧が不安定になったり、疲れやすくなったり、ホルモンの分泌が悪くなるなど、体にさまざまな影響が生じ、心の安定も保てなくなります。

特に、うつ病は脳の病気ですから自律神経やホルモンが支配する生体リズムの影響を受けやすく、規則正しい生活が送れないと、負のスパイラルに陥ることになります。そのため多くのうつ病患者さんは、朝起きられなかったり、不眠症になるなどの生体リズムに関わる症状を訴えるようになります。

ですから、うつ病の回復には生活リズムを整えることがまず大前提で、実際に規則正しい生活が送れるようになると、うつ病の症状も改善していくケースが多いのです。

しかし、この「規則正しい生活」というのが、場合によってはうつ病患者さんに逆効果となることもあります。なぜなら、うつ病になりやすい人は、もともと真面目で几帳面なところがありますので、「こうしなければならない」という考えに支配されやすく、自分自身で自分を縛りつける傾向が強いからです。

例えば、何時に起きて、何時に食事をして、何時に薬を飲んで、何時に外出をして、何時に寝るというように、一日の予定をきちんと立てて、それを「きちんとこなさなければ」と考えて頑張り過ぎてしまいます。

また、テレビの健康番組などで、「一人で家に閉じこもっているのは良くない。人と会って話をするなど、刺激を受けることがうつ病の改善や予防には効果的」と紹介されたりすると、手帳に空白がないくらい予定を詰め込んでしまう人も見受けられます。

あるいは、健康のためには朝食を摂らないほうが体に良いと紹介されていれば朝食は絶対に食べないようにするなど、いろいろな情報に振り回されて混乱してしまうこともあります。

患者さんはうつ病からなんとか抜け出そうと、気持ちを前向きにして努力しているのですが、そのために「やらねばならない」ことが増え過ぎて、逆に気が抜けない生活に陥っているのです。そして、その日のうちにこなせないことがあったり、予定がズレてしまったりすると「なんでうまくできないんだ」「やっぱり自分はダメだ」と自分を責めて落ち込んでしまいます。こうしたことが新たなストレスとなり、心身のバランスを崩してしまうことが多いのです。

規則正しい生活習慣を身につけることは、うつ病の改善にはとても大事なことです。しかしそれよりも、自分らしく生きるとか、こころから楽しく笑って生活できるといった「自分軸で生きる習慣」を身につけるほうがもっと大事だと私は思います。

「明日に延ばせる予定は明日に延ばしなさい」日本人にはなじみの薄い、うつ病を長引かせないための金言です。

笑う習慣をつけると本当に幸せになれる

心の習慣で最も効果的なのが、実は笑うことです。「笑う門には福来る《きた》」と言うように、笑うことは心身の健康に良いだけでなく、幸せな気持ちにもしてくれることは、医学的にも証明されています。

病気の患者さんが落語や漫才などを聞いて大笑いすると、免疫力が高まることはさまざまな研究で明らかにされていて、実際に「お笑い療法」を治療に取り入れている医療機関もあるぐらいです。私たちの病院にも「笑いヨガ」というみんなで笑いながら体をゆっくり動かすプログラムがあり、うつ病患者さんに最も人気のあるプログラムとなっています。

医学的には、笑うことで脳内に、β‐エンドルフィンやドーパミン、セロトニンなどの抗ストレスホルモンが分泌されるようになり、これらの物質によってストレスが解消されプラス思考になるということがわかってきています。

β‐エンドルフィンは快楽物質と言われるもので、幸福を感じたり、鎮痛作用をもたらすホルモンで、モルヒネと同じような作用を及ぼすことから「脳内麻薬」とも呼ばれています。例えば、マラソンをしていると、最初は苦しいのですが、走り続けているうちにだんだん気持ちがラクになってきます。この状態は「ランナーズハイ」といって、β‐エンドルフィンの作用であることが知られています。

ドーパミンは、やる気やモチベーションを維持するのに欠かせないホルモンです。このホルモンの分泌量が増えるとストレスホルモンと言われる「コルチゾール」（交感神経を刺激して脈拍や血圧を上昇させるホルモン）の分泌が抑えられ、ストレスや落ち込んだ気分から解放されるようになります。人に褒められたり、認められて嬉しいと感じるのは、このドーパミンによる作用です。

セロトニンは、心のバランスを整え、平安な状態にして心地よさや穏やかさ、幸福感を生み出すホルモンです。また、快眠をもたらすことから、睡眠ホルモンとも呼ばれていま す。そのため、セロトニンが不足していると、不安感や気分の落ち込み、睡眠障害などの症状が現れることから、うつ病改善の鍵を握るホルモンと考えられています。

笑うことでこれらの抗ストレスホルモンが活性化され、心身のバランスが良くなり、幸せな気分になったり、やる気が出たり、ストレスを解消してリラックスできるようになったりするのです。

また、笑うと笑顔が素敵な人がいますが、こういった笑顔は人に安心感を与えます。眉間にシワを寄せている人には誰もが警戒してしまいますし、近づきたくもありません。けれども、相手から笑顔を向けられると、こちらも気分が良くなり自然と笑顔になれるのです。その最たる例が、赤ちゃんの笑顔なのではないでしょうか。

電車の中などで、赤ちゃんが無邪気に笑っていると、周りにいるほとんどの人が笑顔になれます。心から自然に湧き出る笑顔には、周りの人を温かい気持ちにさせる不思議な力があるのです。

心からの笑いに満ちた生活は、私たちに幸せな気分をもたらします。笑いは、うつ病の回復を早めてくれるだけでなく、周りの人々も幸せにし、みんなのスピリットを高めてくれる魔法の抗うつ薬なのです。

「笑いは最も根源的でシンプルな抗うつ薬」抗うつ薬だけに頼りたくない人に知ってもらいたいうつ病治療の真実です。

サプリメントやトクホに頼らず通常の食事を楽しんで

心身の健康にとっては、食事も大切な要素です。私たちが毎日3回の食事を規則的に摂るのは、ただお腹を満たすことだけが目的でなく、タンパク質、糖質、脂質、ビタミン、ミネラルなどのさまざまな栄養素をバランス良く体内に取り入れることで、全身の器官や臓器の機能を安定させるためなのです。

また別の視点からみれば、咀嚼することも食事の重要な働きです。モグモグとよく噛むことで、脳が刺激されて活性化したり、唾液の分泌が促されて消化の働きを助けたりします。

それ以外にも、赤、緑、黄色、茶色、白など、彩りの良いメニューは視覚を刺激しますし、美味しそうな匂いは嗅覚を刺激します。調理しているときは、煮たり、焼いたりする音が聴覚を刺激します。私たちは食事を五感で味わっているのです。

そのため、風邪をひいて匂いがわからないときに、色の識別もできないほど照明の暗い部屋で食事を摂っても、五感では味わえないために美味しさが半減し、食欲も低下してしまうことがわかっています。

五感を刺激して楽しく食事を摂ることは、それだけでも気分を持ち上げ、鬱々した気分から私たちを解放してくれますが、食事の醍醐味は、それだけにとどまりません。会話や人との交流を楽しむことも食事の大切な要素です。

昨今のコロナ禍での会食禁止の流れは人と人との距離感を生み出し、それによりたくさんの絆や信頼が失われてしまいました。食事をともにすることで、私たちは知らず知らずのうちに家族や友人や職場の仲間との絆を深めていたのです。絆で生きる私たちにとって、食事という行為はまさに生きるための命綱であり、うつ病予防の大きな要となっているのです。

食事の重要性については十分おわかりいただけたと思いますが、近年、通常の食事を摂る以外にサプリメント（以下サプリ）を常用している人が急激に増えています。厚労省が2019年に発表した国民生活基礎調査によれば、国民の4人に1人が何らかのサプリを使用しているということです。昨今の健康ブームに便乗し、機能別にいろいろなサプリが出回っていますので、読者の皆さんの中にも目的に合わせて数種類のサプリを選んで飲んでいるという方も多いのではないでしょうか。

食事では摂りきれない栄養素をサプリで補うのは選択肢の一つとしては良いのですが、サプリに頼り過ぎると「これを飲んでいるから大丈夫」とつい安心してしまい、普段の食事がおろそかになりがちです。極端な人ではジャンクフードやインスタント食品ばかりを食べるようになってしまうかもしれません。しかしこれでは、サプリを熱心に摂る意味がなくなり本末転倒というものです。

ここで特に注意していただきたいのが、複数の栄養素が含まれているマルチビタミンのようなサプリです。とても便利で効率が良いように思えますが、食事で十分に摂れている栄養素を、さらにサプリで補えば過剰摂取につながる恐れもあるのです。中でも、脂溶性ビタミンは必要以上に摂り過ぎると、体内に過剰蓄積され、肝臓や腎臓の機能低下が引き起こされることが知られています。一方で、水溶性ビタミンの場合は、尿として体外に排出されてしまいますのでさほど心配はありません。

また一般的に、食事から摂取される栄養素は、体内に入った後、そのままの形で利用されることはまずありません。肝臓で分解合成された後、体に必要な栄養素に作り替えられて各組織に送り込まれるのです。

その一方でサプリには、体内でダイレクトに利用できる、分解合成の必要がない栄養素が含まれています。そうなると、肝臓で栄養素の分解や合成をする必要がありませんので、サプリに頼り過ぎると、肝臓での合成機能が低下し、体内で栄養素を作り出す力が弱まっていきます。そしてその結果として、私たちの体に備わっている自然治癒力も働かなくなる可能性があるのです。健康維持のためのサプリでも、頼り過ぎれば病気への入り口ともなりかねないのです。

いずれにせよ、健康補助食品としてのサプリは、通常の食事とは一線を画すものですので、食卓の場で主役となることは決してありません。いかに色鮮やかなサプリでも、トマトの赤やピーマンの緑には遠く及ばないのです。無味無臭の無機質な錠剤では、通常の食事がもたらす五感への刺激は全く期待できないということです。

さらに、サプリと並んで最近よく目にするものとして、トクホ（特定保健用食品）があります。トクホとは、有効性や安全性などの科学的根拠を示して、国の審査のもとに消費者庁の許可を受けた食品を指します。

しかしここにも注意が必要です。特定保健という魅力的な言葉に私たちが惑わされているからです。トクホもサプリと似たり寄ったりの補助食品です。特効薬ではありませんので、ただ摂取するだけでコレステロールが減少するとか、血圧が下がるということは絶対ないのです。脂肪の多い食事や塩分を控えたり、運動を定期的にするなど、食生活や生活習慣を十分に見直さない限り、トクホの効果も期待できません。何の努力もしないで、トクホだけ熱心に摂取しても意味がないということです。健康維持で一番重要なのはやはり生活習慣を整えることです。

サプリやトクホもうまく活用すれば健康維持に役立つものです。しかしそれはあくまで通常の生活習慣が整っていればの話です。どちらもそれだけで事足りる万能選手ではないということを是非理解していただけたらと思います。

尚、うつ病治療に関しては、セントジョーンズワートのようにその効果が証明されたサプリも以前から知られてはいます。ただ、今までみてきたように、うつ病からの回復の鍵を握るのは規則的な生活リズムと個人のスピリットの力です。やはりここでも生活習慣が重要なのです。

特に、良い食事習慣は最大の効果をあなたにもたらします。規則的な3回の食事があなたのリズムを整え、五感をフルに働かせて会話を楽しむ食事があなたのスピリットの力を高めてくれるからです。食事を楽しむことで自分らしさと人との絆は取り戻せます。食習慣改善の第一歩は食事を楽しむことです。

「食事を楽しむことが回復への近道となる」うつ病養生の真実です。サプリやトクホは、ほどほどに！

「睡眠は8時間取らなければ不眠症」は嘘

生活リズムを整えるうえで、食事と同じくらい重要なのが睡眠です。

日本人の睡眠時間は世界の主要国の中でも断トツに短く、海外では「日本人は寝る間も惜しんで真面目に働く」というイメージをもたれているほどです。

それでは、睡眠時間が短いと何か問題があるのでしょうか。フランス革命の立役者ナポレオンや発明王エジソンは、3～4時間程度の睡眠で後世に残る偉大な足跡を残しました。彼らと私たちの間には何か生物学的に大きな違いがあったのでしょうか。いや、そんなはずはありません。彼らも私たちと同じ人間でした。

きっと皆さんの中にも短時間睡眠で「毎日元気！」という人は結構多いかもしれません。そういう人はショートスリーパーと言われ、何の問題もなく日常を過ごされています。私の知り合いにもショートスリーパーと思われる人は何人もいます。だけどその一方で、8時間以上寝ないと調子が出ないという友人も何人かはいるのです。

以上からおわかりいただけたと思いますが、「何時間寝たか」は、睡眠の善し悪しの物差しには決してならないようです。では何が睡眠の善し悪しを決めるのか？　この興味深い質問に答えるには、睡眠の役割について知る必要があるでしょう。

まずなぜ、睡眠が必要かというところから話をスタートします。私たち人間は霊長類に属する動物ということになりますが、およそ地球上で寝ない動物はどこにも存在しないでしょう。昆虫だって魚だって寝ます。睡眠は生命を維持するうえで欠かせない営みなのです。

具体的には、寝ることで体の細胞を休ませながら、細胞の修復をし、体内のメンテナンスを行う、こうしたことが毎日繰り返されて生命が維持されるのが。睡眠の存在意義ということになりますが、人間にもこの原理は当てはまります。

すなわち、寝ている間に脳を休ませることで傷んだ神経細胞を修復し、メラトニンなどの睡眠ホルモンが分泌されることで細胞の老廃物を除去する。こうして体内のメンテナンスを行っていくのが人間における睡眠の役割です。

脳は、私たちが起きている間、ずっと休みなく働き続けています。ですからオーバーヒートを防ぐ意味でも脳を休ませる必要があり、私たちが眠っている間に脳は休むことになります。そのため、睡眠不足が続くと脳はオーバーヒート状態となり、傷んだ神経細胞の修復もできませんので、脳機能は次第に低下していきます。そうなると思考力や判断力、集中力が鈍ってしまい、精神的にも不安定になったりするのです。寝不足のときにイライラしたり、頭がボーっとして仕事上でのミスが増えたりするのはそのためです。

また、睡眠中の脳はただ休んでいるだけではなくて、眠りと同時並行で記憶の整理も行っていることが知られています。私たちが起きている間に見聞きしたことや、勉強したことなどは、すべて情報として脳に蓄えられるわけですが、その大量の情報を睡眠中に整理して、必要なものと不要なものに分類し、必要な情報は記憶として脳に定着させるのです。そのため、寝不足だと記憶の定着ができませんので、昨日の出来事でさえも思い出せなかったり、一夜漬けで猛勉強してもテストは赤点だったりするのです。

さらに、睡眠中には脳内に溜まった「アミロイドβタンパク」という有害な老廃物を取り除く作業も行われています。このアミロイドβタンパクは、アルツハイマー型認知症の原因物質と考えられているため、睡眠が不足すれば、この物質がうまく除去されず脳内に蓄積される可能性があります。近年、睡眠不足が認知症の発症リスクを高めるという研究論文も発表されており、認知症予防の観点からも睡眠の役割は重要性を帯びてきているのです。

こうした脳のメンテナンスと並んで重要となる睡眠のもう一つの役割は、体のメンテナンスを行うことです。睡眠導入時の脳内では、メラトニンや成長ホルモンをはじめとするさまざまなホルモンが分泌され、それらのホルモンの作用により、傷ついた体中の細胞の修復や再生が行われます。そしてその結果、新陳代謝が活発となり、疲労回復も促進されて免疫力が高まるのです。そのため、睡眠不足の状態が続くと、体にさまざまな悪影響が生じ、いろいろな病気を発症しやすくなるのです。

このようなことから睡眠は、心身の健康の維持に絶対不可欠なものです。また睡眠は生活リズムの根幹ともなりますので、その点、うつ病の発症にも深く関わっています。私たちの健康の鍵を握るのは「良い睡眠」に尽きると言っても過言ではないのです。

では、ここで改めて、この章の本題でもある「良い睡眠とは?」について考察を進めていきたいと思います。

最近よく、「睡眠負債」という言葉を耳にする方も多いと思います。毎日の睡眠の不足分が負債として積み重なっていくという意味で、睡眠不足が命に関わる病気に直結することもあるので、「睡眠をしっかり取りましょう」という趣旨でこの言葉が使われるようになりました。しかしそこで、問題となるのが、睡眠負債を作らないためには、毎日何時間寝る必要があるのかということです。

一般的には、昔から8時間寝ることが理想の睡眠とみなされてきた経緯がありますので、「8時間寝なければならない」と考えている人は案外多いのではないかと思います。

実際8時間眠れないことを理由に医療機関に行き、睡眠薬をもらっている人はかなりの数に上ると言われています。

しかし、その8時間睡眠の医学的根拠がどこにもないことを知っている人は、そんなに多くはないでしょう。8時間睡眠というのは、1日24時間の内訳を自由時間が8時間、仕事や学校の時間が8時間、睡眠が8時間と、1日を3等分したという話に過ぎないのです。

医学的な統計データの示すところでは、6〜7時間の睡眠が健康維持のために良いとされています。その理由としては、6時間未満や8時間以上の睡眠では心臓疾患の発症頻度が増すことが、さまざまな研究により明らかにされているからです。

理想の睡眠時間は年齢によっても異なります。例えば、成長過程にある小学生では9時間くらい必要ですし、中学生から高校生では8時間、逆に高齢になると5〜6時間の睡眠で十分とされています。もちろん個人差もありますが、高齢になるにしたがい、睡眠時間が短くなるのは、ほとんどの人に当てはまることです。

ここでの大事なポイントは、すべての人に8時間睡眠が必要というわけではなく、理想の睡眠時間は人によってまちまちだということです。ですから、自分に適した睡眠時間をきちんと知ることがまず必要となります。

不眠を訴えて病院を受診する人の中には、「ショートスリーパー」という人たちも結構いらっしゃいます。こういった人たちは通常5時間程度の睡眠で十分なのですが、世間の情報に惑わされて7時間とか8時間眠らなければいけないと思い込んで病院を受診するのです。

実際、自分に適した睡眠時間を知るには、自分が生き生きと活動できていた頃の睡眠を思い出してみるのが良いでしょう。生き生きしていたのは、自分のリズムで動けていたからで、だからこそ、この時期の睡眠時間が最も理想的と考えられるのです。

それでも理想の睡眠時間が見つからない場合は、朝起きる時刻を生活に合わせて一定とし（例えば朝6時）、就床時刻をあえて遅くして、熟眠感の得られる睡眠時間を探っていくという方法がお勧めです（この場合、朝起きてからの二度寝や午前中の昼寝は避けてもらいます）。この方法を実践してみた私の経験では、意外にも6時間くらいの睡眠で、熟眠感を得られた人が多かったということです。

いずれにせよ、いろいろ試してみて、爽やかな朝を迎えることができれば、それがあなたの理想の睡眠時間ということになります。このことは是非覚えておいてください。

「8時間睡眠が理想という常識は医学的根拠のない全くの思い込みである」皆さんに知っておいて欲しい睡眠の真実です。

朝シャンがうつ病の回復を後押しする！

うつ病の患者さんにとって睡眠の問題は、回復のキーポイントとなり得るものです。それも前項でみたように、何時間寝たのかではなく、睡眠リズムが整っているかどうかがポイントとなるのです。

私たちは、朝に目覚め、夜に眠りに入るというリズムを毎日繰り返しながら生活しています。このリズムは概日《がいじつ》リズム（サーカディアンリズム）と言われ、私たちの生体リズムの基礎となるものです。生体リズムは、睡眠覚醒リズム、体温や血圧などの自律神経リズムなどで成り立っている、1日を周期とする体のリズムです。私たちの体は、日々、リズムを刻みながら生命活動を営んでいるのです。

また概日リズムの概日とは、およそ1日の周期という意味ですが、実際の概日リズムの周期は25時間であり、地球上の1日である24時間周期とは、1時間の時差があります。ですから、普通に生活しているだけで、毎日1時間ずつリズムが後ろにズレていく計算となるのです。つまり眠りに入る時間が1時間ずつ遅くなるということです。

私たちの体内では、生物クロックというタイマーのようなものが各臓器に組み込まれており、概日リズムはそのタイマー機能により、維持されていることがわかっています。また、さらに体の各所にあるクロックは、目の奥の視交叉上核《しこうさじょうかく》という部位に存在するマスタークロック（親時計）により、統括されていることもわかっています。

周知のように、25時間周期の概日リズムでは、毎日1時間ずつのズレが生じてしまいますが、そのズレの調整を、毎朝、定期的に行っているのがマスタークロックです。すなわち、朝の光が目から入り、その光が目の奥のマスタークロックに届いたとき、概日リズムの25時間タイマーがリセットされて、誤差の調整が行われるという仕組みです。

具体的には、マスタークロックが光をキャッチするとその15～16時間後に、脳の松果体という部位から、メラトニンというホルモンが分泌されます。メラトニンは睡眠ホルモンとも呼ばれ、私たちの脳を眠りに導くホルモンです。毎朝6時に朝日を浴びれば、夜10時には睡眠ホルモンの分泌が活発になりますので、睡眠リズムは理想的な状態で維持されるのです。

私たちの体内リズムは、このようにして24時間にキープされているわけですが、ここで強調したいのが、体内リズムの調整は、朝に行われるということです。

ここで忘れてならないのが、うつ病は体内リズムの病気でもあるということです。うつ病に罹患すれば、睡眠リズムの障害は必発です。気分の波というのは、生体リズムの異常と直結する現象だからです。

そういうわけでうつ病の改善には、まず睡眠リズムを整えて、体内リズムを元の正常な状態に戻すことがとても重要となります。まずは、毎朝決まった時間にきちんと起きて、窓のカーテンを全開にし、思いっきり朝の光を肌で感じてください。これによって25時間の体内時計はリセットされるはずです。

体内リズムを整えるにあたり、朝の過ごし方はとても大切です。1日のスタートをどう切れるかが、運命の分かれ道となるかもしれないのです。

あなたがもし、うつ病で苦しんでいるのなら、朝の習慣を変えてみるのも良いでしょう。朝シャンプー、朝のラジオ体操、朝の散策、朝の家庭菜園等々、お気に入りのモーニングルーティンを持たれることを是非お勧めします。しかし一番大事なのは朝の光を肌で感じることですので、そこのところはお忘れなく。

「うつ病の回復には、朝の過ごし方がキーポイント」知っておいて欲しいうつ病養生の真実です。

スマホ、ヘッドホン……生活の中で欠かせない機器との正しい付き合い方

何かと便利な情報機器が溢れる現代社会では、本人の自覚のないまま、多くの人の体内時計に狂いが生じている可能性があります。つまり、うつ病の予備軍とも言える人がたく

さん存在しているということです。

先に述べたように、体内時計をリセットする必要条件は、朝の陽の光を浴びることでした。しかし逆に、夜に強い光を浴びると、睡眠ホルモンであるメラトニンの分泌が抑えられてしまうので、寝る時間になっても眠気がこなくなります。そうなると体内時計は狂ってしまいますので、ベッドに入ってもかえって頭が冴えたりします。

体内時計をこのように狂わす大きな要因の一つとなっているのが、スマートフォン（以下スマホ）の画面を寝る直前まで見続ける習慣です。液晶画面の光が目に入り続けることで、睡眠ホルモンが分泌されなくなり、眠れなくなってしまうのです。他にも照明が明る過ぎることや、テレビを見続けることも、睡眠リズムを乱す要因になります。

また、明る過ぎる夜の照明ということでは、子どもたちが塾の帰りにコンビニに立ち寄ることにも注意が必要です。コンビニの照明は昼間と同じくらい明るいので、これも睡眠を妨げる要因となってしまいます。成長期の子どもが十分な睡眠を取らないと、睡眠初期に分泌される成長ホルモンの量が低下してしまいます。このホルモンの影響は身体の発育だけにとどまらず、脳や精神の成長の問題にも及び、子どものうつ病との関係でも近年注目されています。

さてここで質問です。もし今、災害に巻き込まれ、所持品の中で一つだけしか手元に残せないとしたらあなたは何を選択するでしょうか。きっとほとんどの人がスマホを選ぶはずです。人と人とが向き合わない現代社会において、スマホは生きるための必需品です。手元にスマホがないと不安で生きてゆけない人がほとんどの世の中なのです。

そういうわけで朝から深夜までスマホに向き合う生活が続けば、目の酷使は当然避けられないこととなります。その結果、視力は低下し、場合によっては、うつ病まで引き起こす可能性もあるのです。視力の低下とうつ病は一見無関係なことのように思われますが、実は深いところでつながっている場合もあるのです。

以前から、うつ病の初期症状として視力低下がみられることは、うつ病を専門とする一部の医師の間では知られた話でした。しかし実際は、視力が低下して病院を受診しても、パソコンやスマホの使い過ぎとか、勉強や仕事のし過ぎと軽く考えられてしまうことが多いのではないでしょうか。

けれども、眼科を受診する患者さんの中に、検査をしても明らかな異常が認められないため、心因性の視力障害と診断されるケースが増えてきており、精神的ストレスと視力低下の関係が近年注目されるようになっています。

目は脳のすぐ近くにあり、12本ある脳神経のうちの3本までが目に通じているくらいですから、目と脳の関係は切っても切れないものと言えます。ですから、脳の影響が目にすぐに現れても何の不思議もありません。うつ病の発症と関係があると推定される脳の部位も目の奥（視床）に位置し、うつ病と視力低下の関係は医学的にも認められているのです。

したがって、目の健康というのは、脳や精神の健康とつながっているわけですから、うつ病予防を考えるにあたり、目の酷使を避けることはとても重要と言えます。加えて、夜間の明るい液晶画面が睡眠を妨げるという事実とも照らしてみれば、夜遅くまでスマホを手放せない生活が、うつ病発症の大きなリスクとなることは想像に難くないと思われます。

脳に直接影響を与える器官は目だけではありません。同じ感覚器官である鼻や耳も同様です。鼻や耳から入ってくる、いい匂いや心地良い音楽は、無条件に私たちの感情を豊かにし、心も穏やかにしてくれます。なぜなら、嗅覚や聴覚は、大脳辺縁系に直接作用するからです。大脳辺縁系というのは進化的に古い、つまり原始的な脳で、感情や本能的な情動（スピリット）をつかさどる脳と言われています。

例えば、バラの花の匂いを嗅いだときに「昔、誕生日に恋人からバラの花を贈られたことがあった」とか、音楽を聴いたときに「初めて自分で買ったＣＤの曲だった」などと、そのときの感情や情景が蘇ったりします。嗅覚や聴覚は遠い昔の思い出と一緒に記憶に留まるのです。認知症の人が嗅覚や聴覚を刺激されると、心穏やかになり若返ったりするのは、心の奥底に眠るその人本来のスピリットが呼び覚まされることによるのでしょう。アロマセラピーや音楽療法によって人が癒されるのも同様の理由によると考えられます。

そのため、鼻や耳が悪いと嗅覚や聴覚からの恩恵が受けられませんので、心の平安を保ちにくく、精神的にもイライラしやすくなるのです。特にヘッドホンの大音量に長時間さらされ続けている耳には注意が必要です。どんなに美しい楽曲でも、それが大音量ならただの騒音となってしまうからです。ヘッドホンを通じて騒音に直接耳をさらすわけですから難聴になるのも当然の話と言えます。

人と人とのふれあいを失った私たちが生きるための必需品、スマホ、ヘッドホンですが、目や耳の健康を考えて適切に使わないと、脳に与えるダメージは相当なものとなります。目、耳、鼻など脳につながる感覚器官の健康には、うつ病予防の観点からも十分な注意が必要なのです。

「現代の生活機器、スマホ、ヘッドホンの適切な使用がうつ病予防の鍵となる」決して軽視できないうつ病予防の真実です。

生活習慣病の人はうつ病になりやすい

偏食や運動不足、喫煙、過度の飲酒、睡眠不足など、生活習慣の乱れによって引き起こされる病気は「生活習慣病」と言われますが、その中でも、高血圧、糖尿病、脂質異常症などは有病率が高く、併存することも多いので特に注意が必要とされています。

またこれらの病気に共通して怖いところは、自覚症状がほとんど現れず、気づかないうちにどんどん進行して脳や心臓、血管などにダメージを与え、ある日突然、狭心症や心筋梗塞、脳卒中などを発症して死に至るということです。

文字通り日頃の生活習慣に起因する病気のため、その治療には好ましくない生活習慣を是正することが求められますが、食事療法、運動療法は、ほとんどの場合で絶対必要となります。しかも、悪い習慣を変えていくのが目的ですので、それを長期に続ける必要もあるのです。

生活習慣に起因するという点では、広く捉えれば、うつ病も生活習慣病の一部と考えられます。例えば、時間に追われる現代人は食事を簡単にすませる傾向があり、若い人の中には朝食を摂らない人も多くみられます。そうなれば食生活が不規則になり、偏食にもなりがちです。お腹をただ満たせば良いと思って、食事をスナック菓子や菓子パンなどで済ませれば血糖値が不安定になり、イライラ感が募るかもしれません。こうした食習慣の乱れは糖尿病や肥満の原因となるだけではなく、脳内の神経伝達物質のバランスまでも崩してしまいますので、うつ病発症の大きなリスクとなるのです。

他にも、肥満から高血圧や動脈硬化が進むことで脳卒中を患えば、運動機能に障害が生じ、思い通りに体が動かせなくなります。そうなると、自由が利かない歯がゆさや、介助や介護されることへのストレスから、うつ病を発症してしまうかもしれません。

つまり、生活習慣病自体に、うつ病の発症リスクを高めてしまう要素があるのです。またこれとは逆に、うつ病そのものが、生活習慣病の症状に影響することもあります。例えばうつ病にかかれば、不安、緊張症状から、交感神経の働きが強まることが知られています。交感神経が高ぶれば、血圧は上がるでしょうし、脈拍が早まり動悸がして、胃腸の働きが弱り、挙句の果てには血糖値上昇の恐れもあります。

特に血圧はストレスとの関わりが深く、精神状態に左右されやすいものです。うつ病にかかれば、平常時より血圧が10㎜hgは上がったりしますので、高血圧の人がうつ病を発症したら血圧には十分な注意が必要です。またうつ病では、睡眠障害を引き起こすことが多く、それが原因で血圧が不安定になり、心不全を合併するリスクが高まることも知られています。

うつ病も生活習慣病も生活習慣や生活リズムの乱れと深く関わった病気であり、その成り立ちもかなり共通しています。生活習慣病が先か、うつ病が先かという問題は、「鶏が先か卵が先か」と一緒で、どちらが先でも同じことなのです。

大事なことは生活習慣病を改善すればうつ病が予防でき、うつ病を改善できれば生活習慣病が予防できるということです。

「生活習慣病の人はうつ病になりやすい」あまり知られていないうつ病の真実です。

糖質を制限し過ぎると脳に悪影響が及ぶ

糖尿病とうつ病が関連していて、糖質を制限することで糖尿病が改善するなら、当然うつ病の改善にも糖質制限は有効なのでしょうか。

糖質は、ご飯やパン、めん類などの炭水化物に多く含まれ、体内でブドウ糖（グルコース）に分解されて、私たちが体を動かすための重要なエネルギー源となっています。

私たちの体の各部位では、この糖質以外でも脂質やタンパク質がエネルギー源として利用可能なのですが、脳だけは唯一の例外で、糖質以外のエネルギー源を受け付けない仕組みとなっています。つまり、脳というエンジンを動かすことのできる燃料は糖質だけということになるのです。

脳は、考えたり、集中したり、感じたり、全身の筋肉を動かしたりと多種多様な働きをしているために、エネルギー消費が非常に多い臓器でもあります。プロの棋士は、一局の対局で体重が2～3kgも減るといわれますが、将棋の対局では、盤の前に何時間も座っていて、体を動かすことはほとんどありません。しかし、対局中は脳がフル回転で活性化しており、長時間の集中が求められます。脳が消費するカロリーは相当なもので、棋士に話をうかがうと対局後はとても消耗した感じになるということです。

そういうわけで、棋士は脳の活動を維持するために、対局中でもかなりの量の糖質を摂取する必要があります。藤井聡太プロが対局中の休憩時間にご当地グルメやスイーツを美味しそうに食べる姿は皆さんもご存じでしょうが、強い棋士の脳ほど、糖質ガッツリの最強勝負飯を必要とするのです。

糖尿病や肥満の人は別として、健康な人が糖質を制限した生活を続けていると、次第に疲れやすくなり体調を崩すようになっていきます。つまり血糖値が低いままの状態が続きますと、エネルギー源となるブドウ糖が体の各組織で利用できなくなり、その結果エネルギー不足となって体調不良となるのです。

また糖質を唯一のエネルギー源とする脳のダメージはさらに深刻となります。脳がダメージを受けることで、脳内で作られるさまざまなホルモンのバランスが崩れ、その結果、精神的にイライラしやすくストレスにも弱くなり、うつ病や不眠症の発症リスクが高まるのです。さらにイライラを解消するために過食するようになれば、過食症などの摂食障害までも発症する可能性が出てきます。

昨今の健康ブームの中、何かと目の敵にされる糖質ですが、心身の健康を維持するために適度な糖質は絶対必要です。特に脳は糖質を動力源としていますので、糖質抜きに脳の健康は考えられません。脳が正常に働かなければ、うつ病の改善は望めませんので、うつ病治療に糖質制限が有効という理屈は成り立たないのです。

実際、うつ病患者さんの治療方針を決めるにあたって、食事がきちんと摂れているかどうかは見逃せないポイントです。私の場合、食事が摂れていないうつ病患者さんには、原則として、入院治療を勧めています。特に1カ月で4kg以上体重が減っている場合は要注意です。脳に適正なエネルギーが供給されなければ、うつ病が回復することは決してないと考えるからです。

「うつ病治療は糖質の確保から始まる」知られざるうつ病治療の真実です。

［終章］

うつ病の克服には、自分と向き合うことが必要

あなたにとっての理想の医師とは

体調が悪いと何もやる気が起こらず、精神的に動揺しやすくなるものですが、こうした傾向はうつ病などの心の病ではより顕著となります。通常、うつ病では不安症状を伴いますので、普段なら聞き流せる何気ない一言にも敏感に反応してしまうからです。

このような理由で私たち精神科医は、体の病気を診る医師以上に患者さんとの接し方には気を配り、言葉を慎重に選びながら診察の場に臨んでいます。医師の何気ない一言によって、患者さんの気持ちが損なわれてしまうことをよく知っているからです。精神科医にとって言霊は生命線です。精神科医の一言は、外科医のよく切れるメスと同じなのです。

言葉と言えばそもそも医師には、患者さんに対して病気のことや治療の内容をわかりやすく説明する責任があります。もしあなたが自分の病気のことや受ける治療について何も知らされていないとすればどうでしょうか。きっとこれからの未知の不安で心がいっぱいになるはずです。不安が強ければ自然治癒力は働きませんので、あなたがどんなに先進的な治療を受けたとしても決して回復は望めないでしょう。自然治癒力は安心や信頼があってこそもたらされるものなのです。

患者さんが安心して前向きに治療を受けられるようにするためには、医師は患者さんが理解できる言葉で説明しなければなりません。難しい専門用語を平気で並べ立てたり、「素人だからどうせ説明してもわからない」「専門家の言うことを聞いていればいい」と、一方的に何の説明もなしに薬だけ出したりする医師からは、何の安心感も得られません。またそういう医師は一段高いところから威圧的に話す傾向がありますので、患者さんは萎縮して、何も言えなくなってしまいます。こんな医師とは信頼関係が築けるはずもありませんから、避けたほうが無難ということになるのです。

特にうつ病などの心の病では、どんな名医であっても患者さんに信頼されなければ治療はうまくいきません。うつ病の回復に必要なのは、安心と信頼、そして治療者との絆なのです。

一般的に安心感が得られる医師には、患者さんと同じ目線で話すという特徴があります。患者さんと同じ目線で話せば、相手の立場に立って考えることができるため、そういう医師は患者さんがどのようなことに不安を感じ、戸惑っているのかを理解しやすいのです。やはり、相手の立場で親身に考えてくれる医師はいつの時代も「赤ひげ先生」であり、貴重な存在です。

また、医師と患者さんの関係も人と人との関係ですので、お互いの相性も医師選びには外せない条件となります。医師も一人の人間ですので相性の問題はとても大切なのです。具体的には、診察を受けて「ラクになれた」と感じることができた医師が、あなたにとって相性のいい医師ということになります。

自分との相性というのは直感的なものですが、例えば話していてホッとできたとか、話しやすいなど、「何かあったときに相談しやすい」と自然に感じられれば、その医師とは良い関係を築くことができるでしょう。

それ以外では、医師の専門性も医師選びの重要なポイントとなります。例えば、精神科や心療内科の医師にもそれぞれの専門性があり、ある医師は認知症を専門とし、別の医師は統合失調症やパニック障害を専門とするなど、得意とする専門分野が微妙に異なります。

そのため、認知症を専門とする医師にかかったりすると、本当はうつ病のはずなのに認知症と誤診されたりする可能性もあるのです。あなたがうつ病の治療半ばで自分に合った医師を探しているのなら、うつ病や気分障害を専門とする医師であることは、絶対に外せない条件です。医師のプロフィールをホームページなどで確認することをお勧めします。

ある患者さんは、自分と合う医師になかなか巡り会えないという理由で、ドクターショッピングを続けていました。あまりにも出会えないので「なぜなのか」と、その理由を分析したそうです。すると、「自分は待たされるのが苦手なため、すぐ診てくれる空いている医療機関ばかりをドクターショッピングしていた」ということに気づきました。空いているクリニックの医師には、十分な説明をしてくれない、ぶっきらぼうで威圧的など、患者さんが敬遠したくなるような要素がたくさんあることがわかったそうです。

このエピソードからもわかるように、医師の評判と腕は絶対ではありませんがほぼ相関関係にあると思われます。そういう意味では、ある程度混み合うくらいの医療機関を選ぶほうが安心かもしれません。是非参考にしてください。

自分に合った医師を探すということは、結果として自分の人生を左右する可能性もありますので、さまざまな角度からの検討を試みても良いのではないかと思います。しかし一番大切なことは、やはり自分にとって安心できる医師に出会うことです。

あなたにとっての理想の医師とは、あなたの立場で考えてくれて、あなたに理解できる言葉で、病気や治療の説明をしてくれる、あなたが信頼できる医師です。そういう医師となら、あなたは絆を感じて心を開くことができ、そして開いた心で自分自身とも向き合えるようになっていくのです。

うつ病にはオーダーメイドの治療が必要

うつ病をはじめとする心の病は、死に直結するような身体的な病気ではありませんので、どうしても軽視される傾向にあることは否めません。しかし、現実にはうつ病になったことで失業して生きる糧を失ったり、人間関係が破綻して孤独になったりするなど、患者さんの心や精神は真綿で首を絞めるように徐々に追い詰められていきます。そして次第に自分らしさを失っていき、最後は生命エネルギーまでも枯渇して、自らの手で死を選ぶという結末を迎えることも決して珍しくはないのです。

うつ病は、自分らしさの根源となるスピリットが蝕まれるという点で、死に至る病と言えます。スピリットが侵されれば、その人らしさが失われますので、それはある意味、精神の死を意味することにもなるからです。うつ病治療のゴールを考える場合、この事実はとても重要です。

第2章で論じたように、「うつ病治療は外来で」というのが現在のうつ病治療に対する主流の考え方です。うつ病にかかれば大抵は、クリニックで簡潔な病気の説明を受け、病状の回復に適した抗うつ薬が4週間ごとに処方されることになります。注意して欲しいのは、これはいい加減なクリニックでの話ではなく、ごく普通の良心的なクリニックでの話だということです。

しかし外来医療が中心のうつ病治療ではどうしても薬物療法が中心となってしまいがちです。クリニックでのマンパワーを考えればそれも致し方ないのですが、こういった現状が続けばうつ病治療はますます難しいものとなっていくでしょう。

ここで断っておきますが、私はうつ病の薬物療法を全面否定するつもりは決してありません。むしろその人の症状や経過に合った適量の薬剤であれば、薬物療法も有益であると考えています。しかし私の経験では、薬物療法だけで回復するのは、まだスピリットが健全に保たれているごく一部の初発のうつ病患者さんに限られています。うつ病からの回復で欠かせないのは、やはり患者さん個々人のスピリットの力なのです。

自分らしさを取り戻すことがうつ病治療の最終目標だとしたら、医学的な統計処理を経た科学的根拠に基づく、薬物療法主体のうつ病治療では何の役にも立たないはずです。科学的根拠と言っても、それはあくまでうつ病の症状がいくつ消えたかという引き算による根拠に過ぎません。人間のスピリットやその人らしさというのは、科学では決して測定できないものなのです。

また一人ひとりの顔や性格が違うように、私たちには一人として同じ人はいません。だからうつ病治療も患者さんごとに違って良いのです。その人らしさとは、その人以外には誰にも当てはまらないものだからです。

そこで私たちの病院ではうつ病治療にあたって、ナラティヴアプローチという方法論を取り入れています。ナラティヴとは「物語」という意味で、その人の人生という物語の中でうつ病という病気がどういう意味を持って生じたのかを考えていくのがナラティヴアプローチの手法となります。

まずは、個々の患者さんの人生ストーリーに寄り添った形で治療を提供することが何より重要となります。生育環境、家族、職場、年齢、性格などその人を360度見渡して、その人に合わせたその人だけの治療をオーダーメイドで作っていくのです。

患者さんが100人いれば、100通りの治療があるのがうつ病治療のあるべき姿です。「個々の患者さんのスピリットに届くオーダーメイドのうつ病治療」これこそが私の目指す究極のうつ病治療となります。

自分を信じれば自然治癒力も高まっていく

心の病をしっかり診ていくには、これから紹介するホリスティック医療からのアプローチがどうしても必要となります。

ホリスティックとは、ラテン語で「全体」という意味を指す言葉で、英語で健康を意味する「ヘルス（health）」という単語は、このホリスティックを語源としています。つまり、健康が成り立つためには、全体の調和が必要であることをこの英単語は物語っているのです。

ホリスティック医療では、人間を「体・心・霊性」からなる統合的な実存として捉え、その人自身に備わる自然治癒力を高めることで心身を健康な状態に導くことをその理念としています。特に人間を構成する3つの要素の中で「霊性」すなわちスピリチュアリティを健康の基盤に置いていることは注目に値します。

霊性と聞くと抵抗感を持つ人も多いと思いますが、それは決して宗教的なものや、オカルト的なものではありません。霊性という言葉には人間の本性や、人との絆、人生の意味、個人の安らぎなどさまざまな解釈がなされているのですが、私自身は、霊性とはその人に備わる尊厳のようなものだと考えています。

その人に備わる尊厳というのは、言い方を変えればその人らしさということになります。つまり、健康であることの基盤に必要なのは、自分らしく生きられることなのです。

よく「がんが奇跡的に良くなった」という話を耳にします。人間の常識で考えれば「あり得ない」ことですので、「奇跡」と表現されるわけです。しかし、ホリスティックの視点でみれば、「きっと良くなる。がんには負けない」と、自分らしく自分を信じられたからこそその人の自然治癒力が高まり、がんも良くなったと考えるのです。つまり、奇跡ではなく、ある意味当然の結果なのです。

人間には本来、自分で自分を癒そうとする力、すなわち「自然治癒力」が備わっています。またこの自然治癒力は自分を生かす力でもあり、「生命力」と捉えても差し支えないものです。

昔、まだ医者がいなかった時代、人は具合が悪くなるとひたすら休んで回復するのを待ちました。その結果は当然、元気になる人もいれば、命を落とす人もいたはずです。恐らく、温もりのある家族に支えられている人は元気に回復できたでしょうし、孤独に寂しく暮らす人は死んでしまったかもしれません。

この両者の差はどこから生じたのでしょうか。私にはこの差は自然治癒力によるものとしか思えてなりません。自然治癒力は安心を感じながら生きている人には強く働き、不安に満ちた人にはほとんど働かないと考えられるからです。

つまり、その人の自然治癒力を引き出せるかどうかは、その人の「こころの在り様」にかかっているということです。これは、心の病気の治療を考えるうえで重要な事実となります。どんなに効果のある薬を飲んだとしても、その人が不安な気持ちをいっぱい抱えていれば、その人の自然治癒力は働かないのです。

このように心の病気からの回復を左右する「こころの在り様」ですが、その実体についてはわかりにくいところもあります。恐らく、ほとんどの人は愛する人がいるかいないかといった外的要因だけで「こころの在り様」が決まってしまうと考えると思います。しかしそれも間違いなのです。

意外なことに、この「こころの在り様」を決めているのは、自分自身を信じることができるかどうかといった内的要因のほうなのです。一般的に自分を信じられる人というのは、自分の価値を認めている人です。つまり自尊感情の高い人ということになります。

この自尊感情の高い人は自分を信じられる人ですので、多少の困難に遭遇しても粘り強くそれを克服していきます。しかしその一方で、自尊感情の低い人は自分のことを信じられませんので、すべてにおいてすぐに諦めてしまう傾向があります。

対人関係においても同様で、自尊感情の高い人は、自分を信じて他人からの言動に左右されないため、感情が安定しています。けれども自尊感情の低い人は、自分に自信がなく他人からの評価に敏感ですので、いつもオドオドしており感情的にも安定しません。

うつ病にかかりやすい人の多くは自分に自信が持てず、自尊感情が低い傾向にあります。そのため、他人の意見やさまざまな情報に振り回され、そのたびに一喜一憂して気持ちが不安定になりやすいのです。

［図表6］ ホリスティック医学の定義

1．ホリスティック（全的）な健康観に立脚する

人間を「体・心・気・霊性」等の有機的統合体ととらえ、社会・自然・宇宙との調和にもとづく包括的、全体的な健康観に立脚する。

2．自然治癒力を癒しの原点におく

生命が本来、自らのものとしてもっている「自然治癒力」を癒しの原点におき、この自然治癒力を高め、増強することを治療の基本とする。

3．患者が自ら癒し、治療者は援助する

病気を癒す中心は患者であり、治療者はあくまでも援助者である。治療よりも養生、他者療法よりも自己療法が基本であり、ライフスタイルを改善して患者自身が「自ら癒す」姿勢が治療の基本となる。

4．様々な治療法を選択・統合し、最も適切な治療を行う

西洋医学の利点を生かしながら中国医学やインド医学など各国の伝統医学、心理療法、自然療法、栄養療法、手技療法、運動療法などの各種代替療法を総合的、体系的に選択・統合し、最も適切な治療を行う。

5．病の深い意味に気づき自己実現をめざす

病気や障害、老い、死といったものを単に否定的にとらえるのでなく、むしろその深い意味に気づき、生と死のプロセスの中で、より深い充足感のある自己実現をたえずめざしていく。

大事なことは、まず自分を信じてあげることです。自分をいたわり、自分に優しく接し。安心できる時間や空間を見つけることです。こうして自尊感情を高められれば、あなたの自然治癒力も高まっていきます。そして心も安定していくのです。

自分を信じる力を高めるには、今まで述べたようなホリスティックアプローチが是非必要となります。セラピストや自分自身からホリスティックなケアを受けることで、深いリラクゼーションを得て、そこに気づきが生まれ、あなたの自尊感情は高まっていくのです。

そして自尊感情を高めることで、自分の中に安心感を得られれば、自然治癒力が働き、あなたはうつ病を克服することができるのです。

以上、この項ではうつ病克服に至る真実について説明しました。まだうつ病を克服できていないと感じている方は是非参考にしてみてください。

コロナ禍が教えてくれた自分との向き合い方

2020年春から続く新型コロナウイルスの世界的パンデミックは、私たちの生き方をすべての面で変えようとしています。それは、家族との関わり方から地域コミュニティ、教育、政治、ビジネス、エンターテイメント、そして個人の在り方にまで及ぶ広範なものですが、そんな大規模な変革が、私たちの周りで着々と進められているのです。

今、人類はその長い歴史の中で大きな転換点を迎えようとしています。スピリチュアルの世界では、「風の時代に入った」というフレーズがよく飛び交っていますが、このコロナ禍を通じて、個人がその生き方を見直していくことを時代が要請しているのです。

つい数年前まで、私たちは物質文明を享受できることが、人生における喜びや成功の証しだと確信しているところがありました。物質文明の象徴である高級ブランドの服や時計に身を包み、ドイツ製の高級スポーツカーを走らせ、自宅は都内一等地の億ション、もしこんな人がいたとしたら、その人は現代における成功者の典型と言えるでしょう。

しかし意外なことに、彼らの成功を裏づけるものは、物質的な豊かさ以外では他者に対する優越感くらいしか見当たらないのです。もしかすると現代における成功者は物質文明の上に胡坐をかいて、自己満足の世界に浸っているだけなのかもしれません。彼らが見ているのは、他者と較べての自分であって、決して自分自身を見つめようとはしていないのです。

このように人が自分自身ときちんと向き合えない時代に、突然姿を現したのが新型コロナウイルスです。皆さんもご存じのように、パンデミックはソーシャルディスタンスを生み、人と人との繋がりをリモートにしました。人が集まらなくて良い世界では他者と較べる必要がありませんので、人は着飾る意味を失い、高級ブランドの服やスポーツカーはもはや無用の長物です。もう他者との比較で優越感に浸ることはできないのです。

実際、新型コロナによって「おうち時間」が増えたことで、「自分の趣味を楽しめるようになった」とか「家族団らんの時間が増えた」と前向きに捉えて、自身のスピリットを高めることができた人が大勢います。恐らくこういった人は、普段から自分と向き合えており、自尊感情も安定している人たちです。

しかしその一方で、増えた「おうち時間」の影響を受けて、メンタル不調に陥る人もまた大勢いるのです。例えば、こういった人たちは「夫が在宅ワークでずっと家にいるので夫婦喧嘩が絶えない」とか「外に飲みに行けないので気晴らしができない」などと不調に至る心境について語ったりしますが、このようなコメントをする人は、概して自分と向き合うことが苦手な人たちです。

コロナ以前の時代なら、自分と向き合えない人たちも外に目を逸らすことで自分の問題をごまかすことができました。しかし外への逃げ場の少ないコロナ禍では、もうごまかしは利かないのです。コロナ禍の生活ではあらゆる場面で自分と向き合う必要が生じます。リモートワークでは自分の判断だけが拠り所となりますし、人が集まれない状況では、自分一人で趣味を楽しまなければなりません。当然ですが、長い「おうち時間」を自分と向き合わずに過ごすこと自体、至難の業と言えるのです。

こうした事情もあって、コロナ禍で自分と向き合えない多くの人がメンタル不調に陥っているのです。もちろんそういった人たちの中にはうつ病を発症した人も大勢います。

ですから、こんなときだからこそ、私たちは自分を見つめ、自身と向き合う時間をつくる必要があるのです。そうすれば、自分らしさにも気づけて、自己の尊厳を取り戻すこともできるのです

まずは、自分という存在の中心に思いを向けてください。今という時を感じるがまま、あるがままに過ごしてみてください。一人になれる時間がこんなに持てるのは、人生において滅多にあるものではありません。時間はコロナからの贈り物です。でもその時間を至福のものにできるかどうかはあなた次第です。つまり自分と向き合えるかどうかにかかっているのです。

コロナ禍は私たちに自分と向き合うことの大切さを教えてくれました。このコロナ禍からの教訓を活かし、私たちは新たな内なる幸せを求め、次の未来へと歩んでいくのです。

自分が幸せになることを決意する

うつ病治療のゴールは、自己の尊厳の回復、すなわち自分らしさを取り戻すことにある

ことは、この本の中で繰り返し説明してきました。しかし薬物療法などの医学的治療では、気分や意欲などの症状の改善は望めますが、その人の尊厳まではとても取り戻せるものではありません。

ここで強調したいのが、うつ病の克服は、その人の内面からもたらされるということです。すなわち自らと向き合い、人と較べることなく、今ある自分を認めて自身の中に受け入れ、「自分はこれでいいのだ」と心の内から思えるようになることが治療のゴールとなるのです。

そして自分らしく生きられるようになれば、そのときこそがうつ病からの真の回復となります。そうなれば周囲や他者から影響を受けることもなくなり、自分の心の内から自然と湧いてくる安心感、つまり「自発的幸福」にたどり着けるのです。

この自発的幸福というのは、自分が主体的に心の内から感じる幸福のことであり、決して他者との比較で生じるものではありません。この内なる幸せは自分自身だけに当てはまるものであり、自分が生きていくうえでの軸、すなわち自分軸を形成するものです、

つまり「自分はこれでいいのだ」という自発的幸福が「自分はこうして生きていく」という自分軸につながるということです。私は、自分と向き合う中で本当の自分らしさ、すなわち自分軸を取り戻すことが、うつ病からの回復には絶対不可欠と考えるのです。

より良く生きることは自発的幸福へとつながり、私たちのスピリットを高めてくれます。自発的幸福はうつ病克服の最終目的地です。

もしあなたがずっとうつ病で苦しんでいるなら、自分が幸せになることを決意してみてください。その決意を持って自分と向き合うことさえできれば、あなたはきっと自発的幸福を取り戻し、うつ病という長い旅路に終止符を打てるのです。

「うつ病を克服するには、幸せになる決意が必要である」この本であなたに最も伝えたい「うつ」の真実です。

ストレスケア病棟「なごみ」

本書で紹介した理想のうつ病治療を実践する目的で、2007（平成19）年にストレスケア病棟「なごみ」をしのだの森ホスピタル内に開設しました。私はこのなごみ病棟で、ホリスティック医療を軸にうつ病などの心の病気の治療に日々取り組んでおります。

具体的には、その人に備わる自然治癒力を最大限に引き出せるよう、患者さん個々の性格や生活背景、病状、治療の目的など総合的に吟味して、その人に合った治療プランを個別に組み立てていくオーダーメイドの医療を実践しています（図表参照）。

また病院らしくない病棟をそのコンセプトとするなごみ病棟では、その建築スタイルに

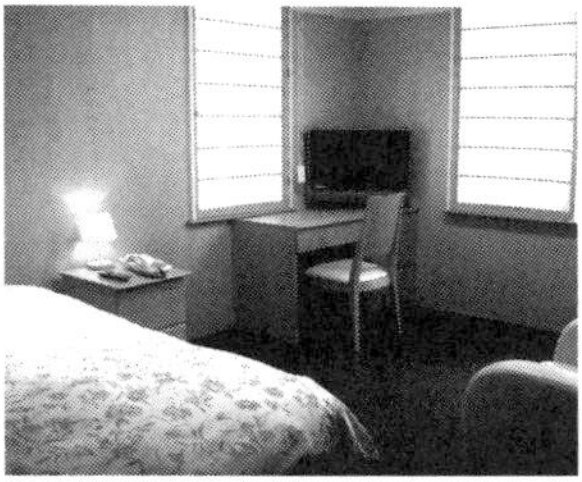

なごみ病棟　特床室

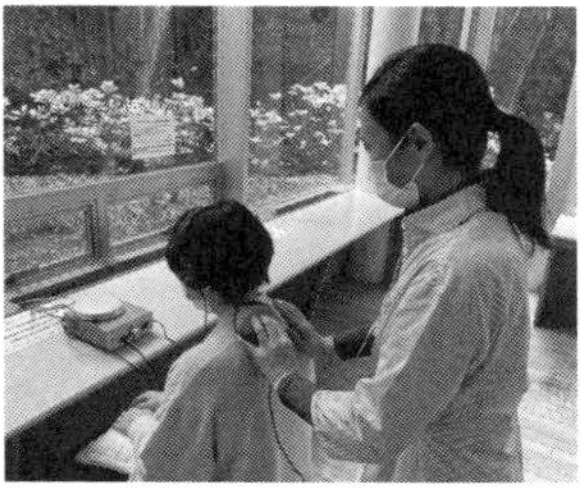

サウンドヒーリングの様子

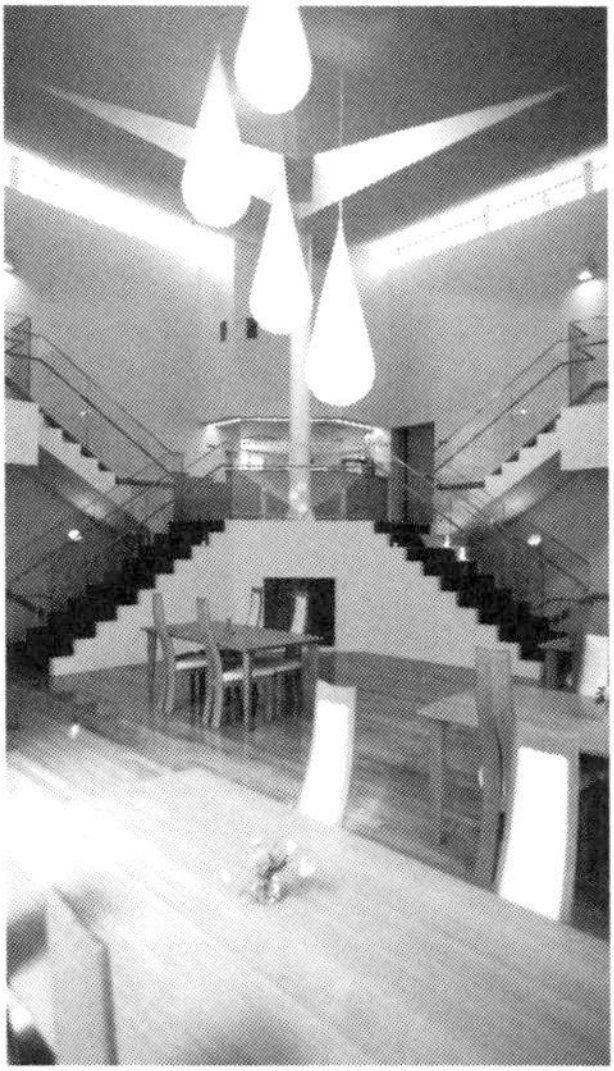

なごみ病棟　ダイニング

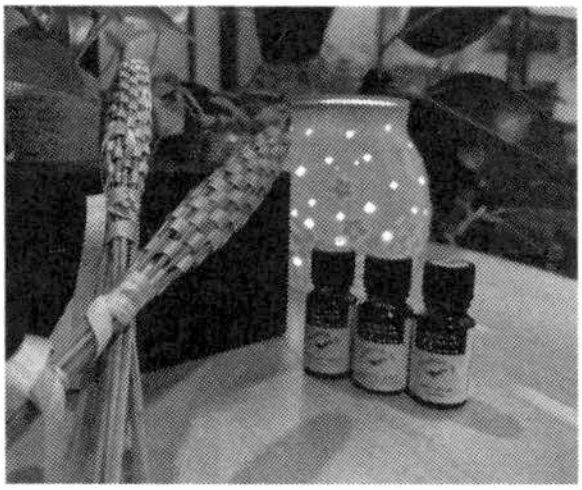

アロマセラピー

［図表7］　ストレスケア病棟なごみ

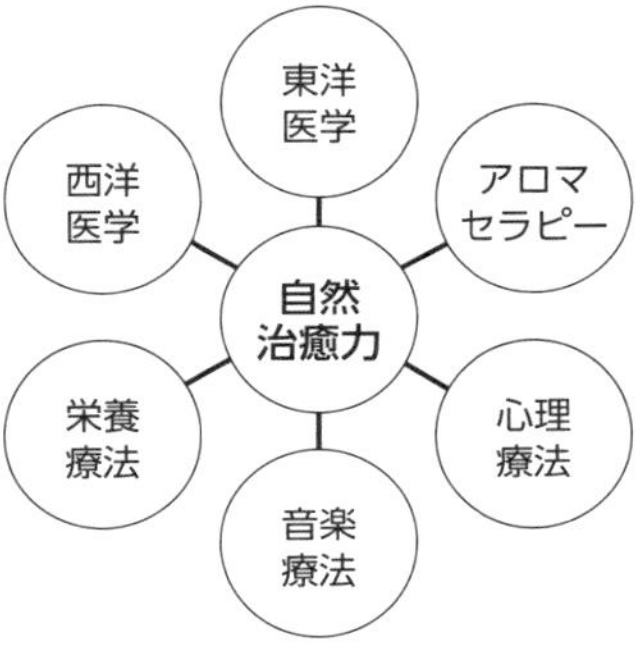

「おもてなし」を病棟理念とし、薬物療法だけに頼ることなく、東洋医学、各種心理療法、音楽療法、アロマセラピーなどを取り入れ、多角的に患者さんの自己治癒力を高めていくホリスティック医療の立場をとる。

工夫を凝らしました。まず全室個室で障子窓を各部屋に配し、お日様の柔らかい光で心地よい朝を迎えられるよう、光にこだわった造りとなっています。うつ病の治療では朝の過ごし方が特に重要となりますので、ダイニングルームその他の共用部分についても朝の光を直接感じられるような配慮がなされています。

なごみ病棟の一日は、朝日を感じる目覚めとともに始まり、朝の散策、ラジオ体操、朝食へと続き、日中は個人の治療目的に合わせた種々のプログラム、治療メニューが用意されています。夕食を終えれば、ゆったりと一日の疲れを取っていただき、眠りに入る準備です。ハーブティーを味わいながら、何も余計なことを考えずに眠りへ入っていくのです。なお、睡眠に不安のある方は、睡眠指導を担当スタッフより受けることができます。

なごみ病棟では、自然治癒力は、安心感とリラクゼーションにより高められるという考えから、病棟生活を安心して過ごしてもらえるよう、病棟コンシェルジュを置いて、患者さんの日々の不安の解消に努めています。また病棟内のアロマサロンでは、アロマセラピーやサウンドヒーリング（音楽セラピー）を専属のセラピストから受けることができます。その他、自然を感じながら、五感を刺激する自然療法や音楽療法のプログラムも季節ごとに用意されています。

また、なごみ病棟では、さまざまな入院患者さんに対応できるよう左記のような治療メニューが用意されています。詳細はホームページなどでご確認ください。

リワーク準備入院プログラム
包括的うつ病入院プログラム
うつ病の精査診断プログラム
発達障害特性の精査診断プログラム
睡眠障害改善プログラム

おわりに

この本を読んで、読者の皆さんはどのような感想をお持ちになったでしょうか？

これまでのあなたが知っている「うつ病」とは、だいぶ異なる話もあったかもしれません。しかし、今回私がこの本を通して皆さんに伝えたかったのは、うつ病が治らないのには、必ず理由があるということです。特に、自分と向き合えないということは、うつ病が良くならない最大の理由となります。

うつ病治療は人生の縮図です。日々の暮らしの中で自分と向き合い、自分をただ信じることで、自分らしさを取り戻し、内なる幸せを獲得していく。治療のゴールは、「自発的幸福」にたどり着くことですが、これは私たち一人ひとりの人生の究極の目的、自己実現とも共通します。

私は、うつ病専門の精神科医として長年患者さんと向き合い続けてきました。そして患者さんと出会う度に新しい人生に触れ、人生の意味や目的について考えさせられてきました。多くの患者さんの治療経験から私が感じたことや学ばせてもらったことを、ホリスティック医療やスピリチュアルケアの視点も交えて、一冊の本としてまとめたものが本書です。

よくスピリチュアルの世界では、「神は自分の中にいる」という言葉を耳にすることがあります。つまり、私たち一人ひとりの実存の基盤をなすものは、スピリット（霊性）であり、私たちが生きていく根底には「自己の尊厳」が宿っているということです。

うつ病は医学的な観点でみれば、脳内のモノアミン機能が低下した病気と言えますが、スピリチュアルの視点では、スピリットが弱ることで、その人らしさが失われた状態と捉えることができます。

このように脳科学とスピリチュアルの狭間にあって、人のこころは複雑でわかりにくいものですが、一つだけ確かなことがあります。それは誰のこころにも尊厳が宿っているということです。私たちは尊厳なしでは生きていけない存在だからです。

しかしひとたび、うつ病にかかればその尊厳も失われていきます。そして、この失われた尊厳を取り戻すという患者さんと治療者との生きるための共同作業が、本来あるべきうつ病治療の姿なのです。このことだけは是非覚えておいてください。

どうか不特定多数の人が発する「情報」という誘惑に振り回されず、読者の皆さん一人ひとりが自分自身と向き合い、自分らしくより良い人生を送っていただきたいと切に願ってこの本の筆を置きたいと思います。

最後に、本書の執筆にあたり、当院のスタッフたち、特に臨床心理士の平山愛歌さんには尽力いただきましたことに深く感謝を申し上げます。

信田広晶（しのだ ひろあき）

東邦大学医学部卒業後、東京女子医大病院精神神経科、武蔵野赤十字病院心療内科などを経て、しのだの森ホスピタル理事長・院長就任。ホリスティック医療を実践しており、薬物治療などの西洋医学だけに偏ることなく、各種心理療法、自然療法、音楽療法、東洋医学など多角的なアプローチで、その人に合った治療メニューを個別に提案。リラクゼーションを提供することで、患者自身の自然治癒力を最大限に引き出し、自然な回復をもたらす医療を心掛けている。
医療法人社団心癒会しのだの森ホスピタル理事長・院長、日本精神神経学会認定精神科専門医。

本書についての
ご意見・ご感想はコチラ

知っておきたい「うつ」の真実

二〇二二年二月九日　第一刷発行

著　者　信田広晶
発行人　久保田貴幸
発行元　株式会社　幻冬舎メディアコンサルティング
〒一五一-〇〇五一　東京都渋谷区千駄ヶ谷四-九-七
電話　〇三-五四一一-六四四〇（編集）
発売元　株式会社　幻冬舎
〒一五一-〇〇五一　東京都渋谷区千駄ヶ谷四-九-七
電話　〇三-五四一一-六二二二（営業）
印刷・製本　中央精版印刷株式会社
装　丁　弓田和則

検印廃止

Printed in Japan　ISBN 978-4-344-93718-5　C0047
幻冬舎メディアコンサルティングHP　http://www.gentosha-mc.com/